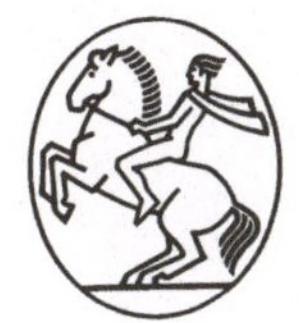

W0261996

Bluttransfusion und Immunsystem

Grundlagen, Methoden
und klinische Anwendung
der leukozytenfreien
Erythrozytenpräparationen

Herausgegeben von
P. Höcker und N. Müller

Springer-Verlag Wien New York

Doz. Dr. Paul Höcker
Intensiv-Blutbank, Allgemeines Krankenhaus
der Stadt Wien, Österreich

Prof. Dr. Norbert Müller
Westfälische Wilhelmsuniversität Münster,
Bundesrepublik Deutschland

Mit 19 Abbildungen

CIP-Kurztitelaufnahme der Deutschen Bibliothek

Bluttransfusion und Immunsystem: Grundlagen, Methoden u. klin. Anwendung d. leukozytenfreien Erythro-
zytenpräparationen/hrsg. von P. Höcker u. N. Müller.—
Wien; New York: Springer, 1986.
ISBN-13:978-3-211-81944-9

NE: Höcker, Paul [Hrsg.]

ISBN-13:978-3-211-81944-9   e-ISBN-13:978-3-7091-8875-0
DOI: 10.1007/978-3-7091-8875-0

Vorwort

Die bei Bluttransfusionen mitübertragenen Leukozyten stellen in den meisten Fällen einen unnützen Ballast dar, der überdies für den Patienten noch unangenehme Folgeerscheinungen und Nebenwirkungen verursachen kann. Das Auftreten febriler, nicht hämolytischer Transfusionsreaktionen auf wiederholte Bluttransfusionen und die enge Assoziation dieser Transfusionsreaktionen mit Leukozytenantikörpern haben dazu geführt, daß der Leukozytendepletion von Erythrozytenkonzentraten in der modernen Transfusionsmedizin eine zunehmende Bedeutung beigemessen wird.

Einen weiteren Markstein in der Wertung der Rolle der Leukozyten bei Bluttransfusionen stellen auch die Befunde bei Nierentransplantationen dar, die bessere Ergebnisse zeigten, wenn vor der Transplantation leukozytenhaltige Konserven zumindest in geringen Mengen transfundiert wurden. Eine nicht unerhebliche Rolle, vor allem bei immunsupprimierten Patienten, ist sicherlich den Leukozyten auch als Gastzellen von Viren beizumessen, die mit der Transfusion von Leukozyten übertragen werden können, wie z. B. das Cytomegalievirus oder das HTLV-III-Virus.

Da sowohl aus Theorie und Praxis eine Fülle von Daten und Beobachtungen vorliegen und auch eine Reihe von Methoden bereits eingesetzt werden, um Erythrozyten möglichst leukozytenarm oder sogar leukozytenfrei zu präparieren, schien es angezeigt, eine gewisse Standpunktbestimmung vorzunehmen und den Wert der leukozytendepletierten Erythrozytentransfusion — vor allem im Bereich der Transplantationsmedizin und Transfusionsmedizin — kritisch zu sichten. Dankenswerterweise wurde hierzu von Bender und Organon Teknika ein Symposion in Wien organisiert, auf dem namhafte Fachleute aus Deutschland, den Niederlanden und Österreich über dieses Thema referierten. In Übersichtsreferaten wurden dabei schwerpunktmäßig die Bedeutung der leukozytenarmen Erythrozytenpräparationen in der Transfusionsmedizin und die einzelnen Techniken zur Präparation leukozytenarmer Erythrozytenpräparate dargestellt. Ein weiterer Abschnitt des Symposions befaßte sich mit der Anwendung leukozytenarmer Erythrozytenpräparationen bei aplastischen Anämien und Knochenmarkstransplantationen sowie bei Nierentransplantationen, wobei auch auf die Einwirkung der Leukozyten auf das Immunsystem durch die Bluttransfusion eingegangen wurde. Die rege Diskussion zu den einzelnen Vorträgen hat gezeigt, daß zu diesem Thema ein gewisser Nachholbedarf besteht, und es ist zu hoffen, daß das vorliegende Buch dazu beitragen wird, den Stellenwert der leukozytenarmen Erythrozytenpräparationen, vor allem für den Kliniker, präziser zu bestimmen.

Wien und Münster, August 1986   *N. Müller* und *P. Höcker*

Inhaltsverzeichnis

Mitarbeiterverzeichnis

Buchmayr, E., Stat.-Ass., Intensivblutbank (Vorstand: Doz. Dr. P. Höcker), Allgemeines Krankenhaus Wien, Alser Straße 4, A-1090 Wien, Österreich.

Emminger, W., OA Dr., St. Anna-Kinderspital (Vorstand: Prof. Dr. H. Gadner), Kinderspitalgasse 6, A-1090 Wien, Österreich.

Goldmann, Sh. F., Doz. Dr., Deutsches Rotes Kreuz, Heidenheimer Straße 80, D-7600 Ulm/Donau, Bundesrepublik Deutschland.

Grümayer, R., Dr., St. Anna-Kinderspital (Vorstand: Prof. Dr. H. Gadner), Kinderspitalgasse 6, A-1090 Wien, Österreich.

Hajek-Rosenmayr, A., Dr., Institut für Blutgruppenserologie (Vorstand: Prof. Dr. P. Speiser), Universität Wien, Spitalgasse 2, A-1090 Wien, Österreich.

Höcker, P., Doz. Dr., Intensivblutbank (Vorstand: Doz. Dr. P. Höcker), Allgemeines Krankenhaus, Alser Straße 4, A-1090 Wien, Österreich.

Michl, U., Dr., Blutbank, Landeskrankenhaus Salzburg, Müllner Hauptstraße 48, A-5020 Salzburg.

Müller, N., Prof. Dr., Westfälische Wilhelmsuniversität Münster, Albert-Schweitzer-Straße 33, D-4400 Münster, Bundesrepublik Deutschland.

Panzer, S., Dr., I. Medizinische Universitätsklinik, Wien (Vorstand: Prof. Dr. E. Deutsch), Lazarettgasse 14, A-1090 Wien, Österreich.

Persyn, G. G., Prof. Dr., European Transplant Foundation Co, Bloodbank University Hospital, P.O. Box 9600, NL-2300 RC Leiden, Niederlande.

Pittermann, E., OA Dr., Ludwig-Boltzmann-Institut für Leukämieforschung und Hämatologie (Vorstand: Prof. Dr. A. Stacher), Hanusch-Krankenhaus, Heinrich-Collin-Straße 30, A-1140 Wien, Österreich.

Spreng, S., Stat.-Sr., Intensivblutbank (Vorstand: Doz. Dr. P. Höcker), Allgemeines Krankenhaus, Alser Straße 4, A-1090 Wien, Österreich.

Wagner, A., Sr., Intensivblutbank (Vorstand: Doz. Dr. P. Höcker), Allgemeines Krankenhaus, Alser Straße 4, A-1090 Wien, Österreich.

Bedeutung von leukozytenarmen Erythrozytenpräparationen

N. Müller

Die wesentliche Indikation für eine Bluttransfusion ist neben der Wiederherstellung des Blutvolumens die Restituierung der Sauerstofftransportkapazität. Daher werden in aller Regel nach dem Prinzip der Hämotherapie nach Maß vornehmlich bei der Komponententherapie Erythrozyten in Form von Erythrozytenkonzentraten übertragen. Durch die Entfernung eines Teils des Plasma-Stabilisator-Gemisches sowie nichterythrozytärer Zellen wird somit in vielen Fällen das Risiko der Übertragung überflüssiger Ballaststoffe und teils auch schädlicher Blutbestandteile verringert (Abb. 1). Dennoch enthalten Erythrozytenpräparate der Regelversorgung je nach Lagerungsalter intakte oder fragmentierte Granulozyten, Lymphozyten und Thrombozyten, die als Träger von Antigenen von besonderer Bedeutung sind (Abb. 2). Zwar verlieren gerade diese korpuskulären Elemente mit Ausnahme der Lymphozyten sehr rasch ihre Funktion und sind somit in gelagerten Blutkonserven nur noch als Ballast zu betrachten, aufgrund ihrer intakten antigenen Eigenschaften können sie jedoch zur Sensibilisierung der Empfänger gegen Antigene des HLA-Systems oder gegen leukozyten- sowie thrombozytenspezifische Determinanten führen [4, 7].

Eine Alloimmunisierung gegenüber Leukozyten-, Thrombozyten- und Gewebsantigenen bzw. ein Booster-Effekt bei vorhandenen Isoantikörpern kann daher bei Verwendung von Regelkonserven vor allem bei Patienten, die mehrfach transfundiert werden müssen, nicht vermieden werden. Eine derartige Alloimmunisie-

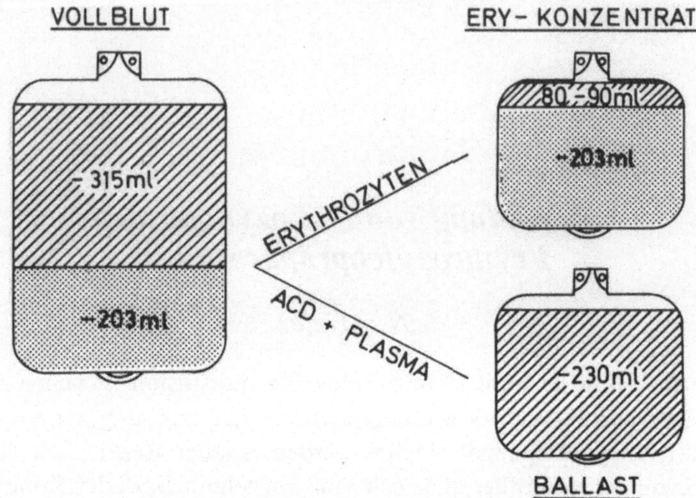

Abb. 1. Auftrennung einer Vollblutkonserve bei der Herstellung eines Erythrozytenkonzentrates der Regelversorgung

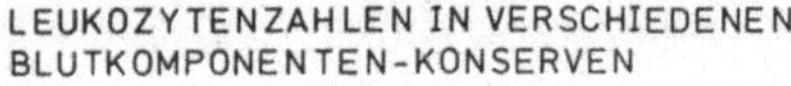

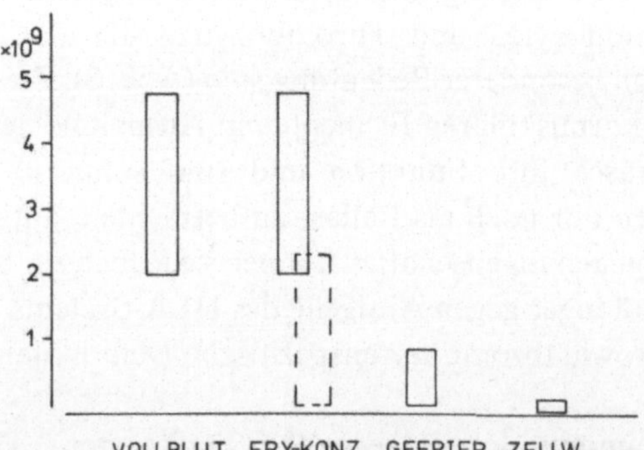

Abb. 2. Leukozytenkontamination in Blutkonserven der Regelversorgung (Vollblut, Ery-Konz.) sowie spezieller Zubereitungen: sog. leukozytenarme Konserven (gestrichelt) und tiefgefrorene Erythrozytenpräparate vor (Gefrier.) sowie nach mehrmaligem Waschen (Zellw.)

rung würde nur bei Verabfolgung von antigenidentischem Blut ausbleiben, in Anbetracht der großen Zahl von Phänotypen, z. B. im HLA-System, ist jedoch eine völlige Übereinstimmung der Leukozyten- und Thrombozytenantigene von Spender und Empfänger in aller Regel nicht erreichbar.

Die Verwendung von leukozyten-, thrombozyten- und plas-

Schematische Darstellung der Auftrennung
von Plasma und Blutzellen nach Zentrifugation
mit 1 500 g

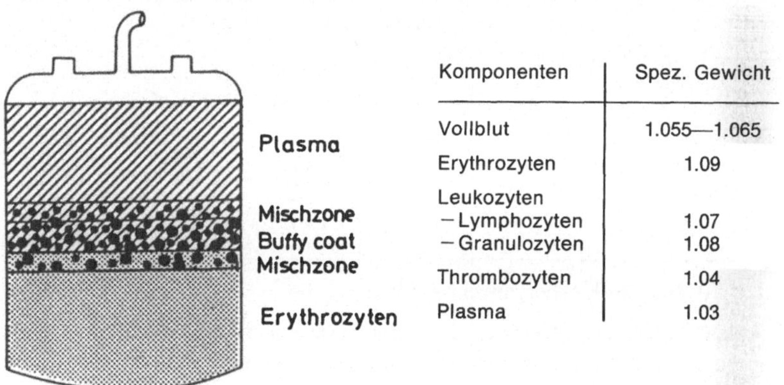

Komponenten	Spez. Gewicht
Vollblut	1.055—1.065
Erythrozyten	1.09
Leukozyten	
−Lymphozyten	1.07
−Granulozyten	1.08
Thrombozyten	1.04
Plasma	1.03

Abb. 3. Darstellung der Auftrennung der einzelnen Blutkomponenten durch Zentrifugation in Abhängigkeit von ihrem spezifischen Gewicht

maarmen Blutkonserven ist daher wünschenswert. Diesem Umstand wird schon seit längerem von den Blutspendediensten Rechnung getragen, aufgrund der geringen Unterschiede der spezifischen Dichten der einzelnen Zellbestandteile im Vergleich zu den Erythrozyten ist jedoch eine alleinige Separation durch Zentrifugation nicht möglich und größere Leukozytendepletionen könnten nur auf Kosten hoher Erythrozytenverluste erkauft werden (Abb. 3).

So ist in den Standard-Erythrozytenkonserven auch nach weitgehender Entfernung des Buffy-coats, durch den bis zu 70% der Leukozyten sowie 90% der Thrombozyten entfernt werden können,

| Leukozyten | $0,9 \times 10^9$ | $(0,4 - 1,6 \times 10^9)$ |
| Thrombozyten | 20×10^9 | $(5 - 40 \times 10^9)$ |

Abb. 4. Leukozyten- und Thrombozytengehalte in Erythrozytenkonzentraten der Regelversorgung

| Fieberhafte Transfusionsreaktionen | $0,25 \times 10^9$ |
| Immunisierungen | $0,02 \times 10^9$ |

Abb. 5. Grenzwertangaben für kritische Leukozytenkontaminationen von Blutkonserven

Vollblut	2.0×10^9 IKZ/L
Erythrozytenkonzentrate	$2,5 \times 10^9$ IKZ/L
Thrombozytenkonzentrate	$0,2 \times 10^9$ IKZ/L
Filterblut	$0,1 \times 10^9$ IKZ/L

1×10^7 IKZ/kg Körpergewicht $\rightarrow$ GvH

Abb. 6. Konzentrationen immunkompetenter Zellen in Blutkonservenpräparationen (*GvH* Graft-versus-host)

mit Leukozytengehalten von $0,9 \times 10^9$ bzw. Thrombozytengehalten von 20×10^9, zu rechnen (Abb. 4). Es werden somit keineswegs die Grenzwerte erreicht, bei denen mit keiner nachhaltigen Wirkung bei der Übertragung zu rechnen sein wird. Insbesondere die verbleibenden Leukozytenzahlen von $0,9 \times 10^9$/Einheit sind nach wie vor ausreichend, vor allem bei immunisierten Patienten Transfusionsreaktionen zu verursachen (Abb. 5). Hinsichtlich der Vermeidung einer Immunisierung sind noch niedrigere Schwellenwerte anzusetzen; so ist der Gehalt an immunkompetenten Zellen in Erythrozytenkonzentraten gegenüber dem Vollblut keineswegs reduziert (Abb. 6).

Zwischenzeitlich sind daher zahlreiche Methoden zur Herstel-

Präparation	Volumen	Transfusions-reaktion	Mikro-aggregate	Elimination (%)	
				Leuko-zyten	Throm-bozyten
Ungewaschen	↓↓	(↓)	(↓)	0	0
Gewaschen	↓↓	↓	(↓)	58	89
Buffy-coat-arm	↓↓	↓↓	↓	71	90
Gefiltert	↓↓	↓↓↓	↓	96	90
Gefiltert/gewaschen	↓↓	↓↓↓	↓↓↓	98	99
Gefroren	↓↓	↓↓↓	↓↓↓	99	99

Abb. 7. Kriterienvergleich verschiedener Erythrozytenkonzentratpräparationen, (↓) gering, ↓ mäßig, ↓↓ deutlich, ↓↓↓ stark vermindert

lung von leukozytenarmen Blutkonserven beschrieben und auch in der Alltagspraxis eingeführt worden. Diese Verfahren führen jedoch allein noch zu keiner Reduktion der kritischen Zellzahlen unter die erforderlichen Grenzwerte, mit Ausnahme der in der Ablichtung 7 zuletzt aufgeführten Verfahren (Abb. 7). Das Risiko einer Sensibilisierung wird erst bei Entfernung von mehr als 95% aller Leukozyten deutlich herabgesetzt. Mit den Methoden der Zentrifugation und Entfernung des Buffy-coats, dem mehrfachen Waschen mit physiologischer Kochsalzlösung [6], der schnellen Sedimentation der Erythrozyten bei Zusatz von großmolekularen Substanzen [7], der Adsorption mittels Kunststoff- und Glaswolle-filtern sowie dem Einsatz von Mikroaggregatfiltern [17] ist dies nicht zu erreichen, jedoch läßt sich mit unterschiedlicher Effektivität eine durch Leukozytenkontamination bedingte Transfusionsreaktion mindern.

Die Möglichkeit, daß andere zelluläre Elemente als die roten Zellen des Blutes für derartige nichthämolytische Transfusionsreaktionen verantwortlich sein könnten, wurde bereits 1926 von Doan dokumentiert [3]. Jedoch erst die sorgfältigen Untersuchungen, u. a. von Brittingham und Chaplin [1], fokussierten das Augenmerk auf

Blutkonserve	Granulozyten ($\times 10^9$)	Lympho-zyten ($\times 10^9$)	Temperatur-anstieg (°C)	Schüttel-frost
1. Buffy-coat-arm	0,316	0,066	2,5	+ + +
2. Buffy-coat-arm	0,316	0,202	1,6	+ +
3. Buffy-coat-arm	0,178	0,059	0,9	(+)
4. Nylonfilterblut	0,182	1,627	2,7	+ + + +
5. Filter und Zentrifugation	0,028	0,046	0,3	0
6. Zentrifugation	0,007	0,020	0,2	0
7. Lymphozytenreich	0,000	0,274	0,1	0

Abb. 8. Transfusionsreaktionen bei Gabe verschiedener Erythrozytenkonzentratpräparationen in Bezug zum Granulozyten- bzw. Lymphozytengehalt des Präparates [nach Perkins et al (1966)]

die Leukozyten- und Thrombozytengehalte im Transfusionsblut als den möglichen Verursachern fieberhafter, nichthämolytischer Transfusionsreaktionen.

In der Pathogenese dieser nichthämolytischen Transfusionsreaktionen kommt der Alloimmunisierung gegenüber Leukozyten-, Thrombozyten- und Gewebsantigenen eine zentrale Bedeutung zu. Das Zusammentreffen präformierter Antikörper mit inkompatibel transfundierten Granulozyten führt so zur Lyse der Leukozyten, entweder durch Komplementaktivierung oder zelluläre Interaktionen phagozytierender Zellen, wodurch endogene Pyrogene freigesetzt werden. Aufgrund physikalisch übereinstimmender Charakteristika von Interleukin 1 sowie leukozytenendogenen Mediatoren mit endogenen Pyrogenen im Sinne von Monokinen, die allesamt von lysierten Leukozyten freigesetzt werden können, verursachen derartige Stoffe nach der Blutübertragung im Organismus fieberhafte Reaktionen [2]. Allgemein wird angenommen, daß der Temperaturanstieg mit der Zahl der inkompatibel transfundierten Leukozyten und der Höhe der präformierten Leukozytenantikörper korreliert (Abb. 8) [14]. So fanden Brittingham und Chaplin [1],

Leukozytenzahl ($\times 10^9$)	Temperaturanstieg (°C)
0,127	0,3
0,280	0,4
0,395	0,4
0,570	0,5
0,812	0,9
0,899	0,9
1,348	1,0
2,270	1,8

Abb. 9. Korrelation von Temperaturanstieg und Zahl der transfundierten Leukozyten [nach Perkins et al (1966)]

daß $0,4 \times 10^9$ Leukozyten keinerlei Reaktionen verursachen, wohingegen die Injektion von $1,5 \times 10^9$ oder mehr dies in aller Regel tut. Dabei waren die Reaktionen, die bei der Transfusion von $1,5 \times 10^9$ Leukozyten auftraten, mild, wenn der Titer der Leukozyten-Antikörper niedrig war, jedoch stark, sofern die Titer ausreichend hoch waren. In aller Regel wird daher als kritischer Schwellenwert für die antigene Leukozytendosis einer Blutkonserve ein Wert von $0,4 \times 10^9$ Leukozyten/Einheit angenommen [1, 13]. Zwischenzeitlich konnte jedoch gezeigt werden, u. a. auch in den Untersuchungen von Perkins (Abb. 9) [14], daß bereits geringere Leukozytenkontaminationen des Transfusionsblutes zu Temperaturanstiegen führen. Aufgrund differenzierterer Untersuchungen der letzten Jahre, u. a. von Geerding [5], ist als Grenzwert für Leukozytengehalte von Blutkonserven, bei denen nicht mehr mit fieberhaften Transfusionsreaktionen zu rechnen ist, ein Wert von $0,25 \times 10^9$/Einheit anzunehmen [5, 14, 16], dabei ist jedoch noch immer mit Immunisierungen zu rechnen.

Intravenöse Immunisierungsversuche von Freiwilligen mit 20 ml Frischblut, dies entspricht einem Leukozytengehalt von $0,1 \times 10^9$, haben gezeigt, daß hierdurch immer noch Leukozytenantikörper induziert werden können [4]. Zur Vermeidung einer

Febrile Transfusionsreaktion

Lungenödem

Immunisierung gegen Leuko-/Thrombozytenantigene

GvH-Reaktion

Übertragung von Zytomegalievirus

Mikro-Aggregate/-Embolien

Abb. 10. Nebenwirkungen der Leuko-/Thrombozytenkontaminationen
von Blutkonserven

Alloimmunisierung erscheint es unabdingbar notwendig, niedrigere
Leukozytenkontaminationen des Transfusionsblutes zu erzielen.
Eine Grenzwertdosis von $0,02 \times 10^9$/Einheit ist daher als kritische
immunogene Leukozytendosis zur Verhinderung einer Immunisierung anzusetzen. Von diesen Grenzwerten für eine kritische Anti-
gen- bzw. kritische Immunogendosis ist abzuleiten, daß für be-
stimmte Patientengruppen bei unvermeidbaren Bluttransfusionen
von sogenannten buffy-coat-armen bzw. -freien Erythrozytenkonserven der Regelversorgung eine zusätzliche Leukozytenentfernung
unabdingbar erscheint. Nur hierdurch lassen sich Nebenwirkungen
und Risiken der Hämotherapie, die sowohl für den Patienten als
auch für den Arzt bei der Wahl des Transfusionsgutes für weitere
erforderliche Transfusionen auftreten können, verhindern. Durch
die Beimengung von Leukozyten und Thrombozyten ist mit
derartigen unvorhersehbaren Nebenwirkungen in 2—3% aller
Bluttransfusionen zu rechnen [10, 12], die sich auch nicht durch
subtile Kreuzprobentechniken und ausgefeilte Identifikationsver-
fahren von Spendern und Empfängern ausschließen lassen.

Die Leukozyten- bzw. Thrombozytenkontamination einer Blutkonserve kann neben febrilen Transfusionsreaktionen nicht kardial
bedingte Lungenödeme, Immunisierungen, Graft-versus-host-Re-
aktionen, Mikroembolien und Verstopfungen der Transfusionssy-
steme bedingen sowie eine Übertragung von Zytomegalieviren [11]
u. a. ursächlich herbeiführen (Abb. 10). Die Häufigkeit derartiger

Transfusionen		Reaktionen		
Art	Anzahl	n	%	Rate
Vollblut	28 963	178	0,61	1 : 163
Erythrozyten-Konz.	23 515	191	0,81	1 : 123
Buffy-coat-armes EK	3 731	17	0,46	1 : 219
Gew. EK	2 805	2	0,07	1 : 1403
Gefrierblut	2 767	3	0,11	1 : 1201
Thrombokonz.	10 802	21	0,19	1 : 514
FFP	3 602	5	0,14	1 : 720
Cryo	430	1	0,23	1 : 430

Abb. 11. Übersicht der Transfusionsreaktionsraten in Abhängigkeit von der Art des Transfusionsgutes

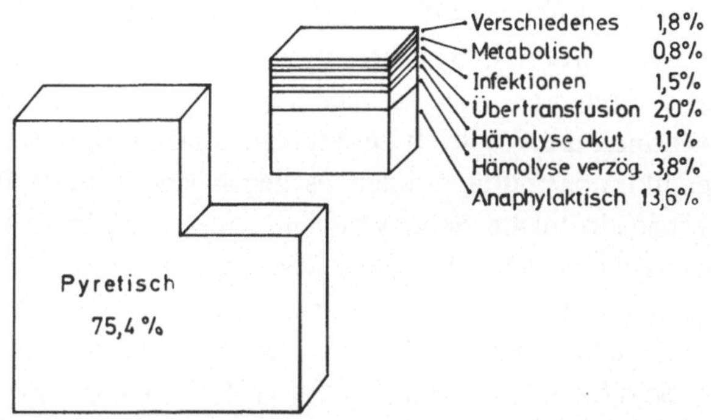

Abb. 12. Häufigkeit der verschiedenen Transfusionsreaktionen

Reaktionen wird von Menitove und Mitarbeitern [12] mit 0,3% bei Gabe von Vollblut bzw. 0,5% bei Erythrozytenkonzentrat-Transfusionen angegeben. Nach den Untersuchungen von Kasprisin und Mitarbeitern ist mit einer Häufigkeit von 1 : 163 bei Vollbluttransfusionen bzw. 1 : 219 bei buffy-coat-armen Erythrozytenkonzentraten zu rechnen (Abb. 11) [9]. In der überwiegenden Zahl der transfusionsbedingten Nebenwirkungen sind fieberhafte, nichthämolytische Transfusionsreaktionen zu beobachten (Abb. 12) [6, 8].

Eine fieberhafte, nichthämolytische Transfusionsreaktion liegt entsprechend der Definition der American Association of Blood Banks [8, 18] dann vor, wenn ein Temperaturanstieg um 1 °C oder mehr im Zusammenhang mit einer Bluttransfusion beobachtet wird, für die keine andere Erklärung nachweislich angegeben werden kann. In Europa wird allgemein für das klinische Bild der febrilen, nichthämolytischen Transfusionsreaktion ebenfalls ein Temperaturanstieg um mehr als 1 °C innerhalb von 4 Stunden nach erfolgter Transfusion gewertet, wobei mindestens ein Temperaturanstieg auf 38 °C beobachtet werden muß und ein Wiederabklingen innerhalb von 48 Stunden einsetzt, wobei der Patient keine Hinweise auf eine Infektion aufweisen darf [2]. Darüber hinaus sollten in aller Regel die Untersuchungen auf Leukagglutinine bzw. zytotoxische Antikörper positiv ausfallen. Neben dem Leitsymptom des Temperaturanstiegs können Frösteln, Rückenschmerzen, retrosternaler Druck, erhöhte Puls- und Atemfrequenzen, Zyanose, Dyspnoe, selbstlimitierende Fibrinolysen und vorübergehende Leukopenien auftreten [2, 8, 9]. In aller Regel sind derartige Transfusionsreaktionen im Vergleich zu Transfusionsreaktionen bei Erythrozyteninkompatibilität milder, es liegen jedoch auch Berichte über lebensbedrohliche Schockzustände mit tödlichem Ausgang vor. Entsprechend dem klinischen Bild und der Dauer der durch Leukozytenunverträglichkeit bedingten Transfusionsreaktion wird das Krankheitsbild in drei Schweregrade, entsprechend der Definiton nach Schultheis und Mitarbeitern [15] (Abb. 13), eingeteilt.

Da bereits die mildesten dieser Reaktionen bedeutende Vorzeichen einer ernsten Komplikation, wie z. B. einem Schock, darstellen können, wie er bei der Transfusion immunologisch inkompatibler Erythrozyten auftreten kann, und derartige Reaktionen zudem erhebliche Streßsituationen für den Patienten darstellen, sollte diesen Nebenwirkungen jederzeit besondere Aufmerksamkeit gewidmet werden. Hierbei ist zu bedenken, daß nicht immer ein unmittelbarer Zusammenhang zwischen der Häufigkeit und Stärke derartiger Reaktionen und der Anzahl vorausgegangener Transfusionen bestehen muß, andererseits die Wahrscheinlichkeit, daß ein Patient, der bereits eine Transfusionsreaktion gezeigt hat, bei einer

Schwach: Kältegefühl
            Temperaturanstieg um 1—1,5 °C
            Dauer: flüchtig, bis zu 3 Stunden

Mittel: Kopfschmerzen, Schüttelfrost
            Temperaturanstieg bis 39 °C
            Dauer: 4—8 Stunden

Stark: Langanhaltender Schüttelfrost
            Kopfschmerzen, Schwitzen, Schwächegefühl, Erbrechen
            Temperaturanstieg bis 40 °C
            Dauer: bis 24 Stunden

Abb. 13. Einteilung der fieberhaften nichthämolytischen Transfusionsreaktionen nach Schweregraden [nach Schultheis et al (1977)]

Patienten mit vorausgegangenen febrilen, nichthämolytischen Transfusionsreaktionen

Minderung eines Immunisierungsrisikos

Immunsupprimierte Patienten (GvH)

Respiratory-Distress-Syndrom

Abb. 14. Indikation zur Transfusion leukozytenarmer Erythrozytenpräparationen

erneuten Exposition mit einer fieberhaften Transfusionsreaktion reagiert, 1 : 8 beträgt [16].

Wann immer möglich, sollte daher die Indikation (Abb. 14) zur Gabe leukozytenarmer Erythrozytenkonzentrate schon zu Beginn einer Behandlung gestellt werden, wenn voraussichtlich die Notwendigkeit einer langen Substitution erkennbar ist [8].

Literatur

1. Brittingham ThE, Chaplin H (1957) Febrile transfusion reactions caused by sensitivity to donor leukocytes and platelets. JAMA 165: 819—825

2. Brubaker DB (1985) Immunologically mediated immediate adverse effects of blood transfusions (allergic, febrile non-hemolytic, and noncardiogenic pulmonary edemas). Plasma Ther Transfus Technol 6: 19—30

3. Doan CA (1926) The recognition of a biologic differentiation in the white blood cells. JAMA 86: 1593

4. Ferrara GB, Tosi RM (1972) The production of anti-HLA cytotoxic antiseras through planned immunization by intravenous injections of small aliquots of whole blood. Tiss Antig 2: 359—373

5. Geerding P (1984) Why filter blood? Scientific meeting, Leukocyte poor blood-recent developments, Dublin, Ireland, April 16

6. Goldfinger D, Lowe C (1981) Prevention of adverse reactions to blood transfusion by the administration of saline-washed red blood cells. Transfusion 21: 277—280

7. Heiss F, Goldmann SF, Scheineri J (1973) Zur transfusionsbedingten Alloimmunisierung gegenüber Leukozyten-, Thrombozyten- und Gewebeantigenen. Münch Med Wschr 115: 1974—1978

8. Hughes ASB (1984) Leucocyte depleted blood. Biomed Pharmacother 38: 85—88

9. Kasprisin DO, Yogore MG, Salmassi S, Bolf EC (1981) Blood components and transfusions reactions. Plasma Ther 2: 25—30

10. Kevy SV, Schmidt PJ, McGinnis MH, Workman WG (1962) Febrile, nonhemolytic transfusion reactions and the limited role of leukoagglutinins in their etiology. Transfusion 2: 7—16

11. Lang DJ, Ebert PA (1977) Reduction of postperfusion cytomegalovirus-infections following the use of leukocyte depleted blood. Transfusion 17: 391—395

12. Menitove JE, McElligott MC, Aster RH (1982) Febrile transfusion reactions: What blood component should be given next? Vox Sang 42: 318—321

13. Mijovic V, Brozovic B, Hughes ASB, Davies TD (1983) Leukocyte-depleted blood: A comparison of filtration techniques. Transfusion 23: 30—32

14. Perkins HA, Payne R, Ferguson J, Wood M (1966) Non-hemolytic febrile transfusion reactions. Quantitative effects of blood components with emphasis on iso-antigenic incompatibility of leukocytes. Vox Sang 11: 578—600

15. Schultheis W, Stangel W, Deicher H (1977) Transfusionsreaktionen. Dtsch Med Wschr 102: 92—98

16. Ward HN (1970) Pulmonary infiltrates associated with leukoagglutinin transfusion reactions. Ann Intern Med 73: 689—694

17. Wenz B (1983) Microaggregate blood filtration and febrile transfusion reaction: A comparative study. Transfusion 23: 95—98
18. Widmann FK (1981) Adverse effects of blood transfusion. In: Technical manual, 8th edn. American association of blood banks. Washington, pp 314—315

Anschrift des Verfassers: Prof. Dr. N. Müller, Abteilung Transfusionsmedizin der Westfälischen Wilhelms-Universität Münster, Albert-Schweitzer-Straße 33, D-4400 Münster, Bundesrepublik Deutschland.

Herstellung leukozytenarmer bzw. leukozytenfreier Erythrozytenkonzentrate

P. Höcker, A. Wagner, E. Pittermann, S. Spreng
und *E. Buchmayr*

Die wachsende Bedeutung der Bluttransfusion in fast allen Gebieten der Medizin, insbesondere aber der Transplantationsmedizin, hat dazu geführt, daß zunehmend von den Transfusionsdiensten Erythrozytenpräparationen gefordert werden, die möglichst leukozytenarm bzw. leukozytenfrei sein sollen. Die Gründe, warum eine Entfernung der Leukozyten aus den Erythrozytenpräparationen gefordert wird, lassen sich in drei Punkten zusammenfassen:

1. Eine Verhinderung einer Immunisierung gegenüber HLA-Antigenen bei Patienten, bei denen ein Langzeitersatz mit Blutderivaten voraussehbar ist, wie z. B. Patienten mit malignen Bluterkrankungen, Knochenmarktransplantationen, oder bei Patienten, bei denen eine Organtransplantation geplant ist (siehe [5, 6]).

2. Die Verhinderung nichthämolytischer, febriler Reaktionen bei Patienten mit Langzeitblutersatz [6, 7, 22, 24, 29, 32].

3. Verminderung der Übertragung einer CMV-Infektion bei immunsupprimierten Patienten [6].

Die dabei anzustrebenden Leukozytenkonzentrationen in den Erythrozytenpräparaten liegen zur Vermeidung nichthämolytischer, febriler Transfusionsreaktionen nach Perkins [24] in der Größenordnung $0,2$—$0,5 \times 10^9$ Leukozyten/Bluteinheit und zur Vermeidung einer Immunisierung nach Engelfriet [5] und Sirchia [29] unter $0,02 \times 10^9$ Leukozyten/Bluteinheit.

Zur Herstellung leukozytenarmer bzw. leukozytenfreier Erythrozytenpräparationen sind bis jetzt eine große Anzahl von verschiedenen Methoden entwickelt worden (Übersicht bei Meryman und Hornblower [20]), die bezüglich Effektivität, Reproduzierbarkeit und Ökonomie unterschiedlich zu beurteilen sind. Aufgabe der folgenden Übersicht soll es sein, die einzelnen, zur Verfügung stehenden Techniken bezüglich der oben angeführten Punkte zu besprechen, wobei auch die klinische Relevanz dieser Methoden diskutiert werden soll.

Eine Übersicht über die einzelnen Methoden ist in den Tabellen 1 a—1 d gegeben. Aus praktischen Gründen wurden dabei jeweils jene Methoden zusammengefaßt, die das gleiche Prinzip zur Leukozytenentfernung aufweisen.

Es lassen sich demnach 4 Hauptgruppen unterscheiden:

1. Leukozytendepletion durch Entfernen des Buffy-coats unter visueller Kontrolle.

2. Entfernen der Leukozyten durch einfaches oder wiederholtes Waschen mit Kochsalzlösung oder anderen Auswaschflüssigkeiten.

3. Entfernung der Leukozyten durch Adhäsion der Leukozyten am Fremdgewebe (Filterprinzip).

4. Trennung von Plasma und Erythrozyten durch Sedimentationsbeschleuniger und Entfernen der Erythrozyten.

Entfernen des Buffy-coats unter visueller Kontrolle

Die einzelnen Methoden sind in der Tabelle 1 a angeführt.

Bei der aufrechten oder umgekehrten Zentrifugation wird die

Tabelle 1 a. *Leukozytendepletierende Methoden*

Abpressen des Buffy-coats	Literatur
Zentrifugation — Entfernung des Buffy-coats (BC)[1]	[13, 19, 20]
Zentrifugation — Abpressen des BC mit spezieller Quetsche[1] (Biotest®)	[11, 15, 28]

[1] Zentrifugation bei verschiedener Temperatur, aufrecht oder mit Auslaß nach unten, mit oder ohne Kochsalz.

Erythrozytenkonserve zentrifugiert und das Plasma und der Buffy-coat unter visueller Kontrolle abgepreßt, bei der umgekehrten Zentrifugation werden, bei der mit dem Auslaß nach unten hängenden Konserve, die Erythrozyten unter Belassung des Buffy-coats und des Plasmas gewonnen. Beide Methoden sind einfach, aber die Buffy-coat-Entfernung unter visueller Kontrolle ist von der subjektiven Einschätzung des jeweiligen Operators abhängig. Ähnliches gilt für das Verfahren, das von Högmann [13] angegeben wird. Eine Verbesserung stellt das Abquetschen des Buffy-coats mit Plasma mittels einer speziell konstruierten Quetsche (Biotest-Quetsche®) dar, mittels dieser Methode ist eine genaue Abtrennung des Buffy-coats möglich, wobei die Konserve vorher hochtourig zentrifugiert wird. Diese Methode wurde von Schneider [28] entwickelt und von Kretschmer [15] modifiziert, wobei die Effektivität durch Zentrifugation bei 37 °C und zusätzliches Aufschwemmen mit Kochsalz noch gesteigert werden kann.

Waschen der Erythrozyten

Die Methoden sind in der Tabelle 1 b zusammengefaßt.

Die Konserve wird entweder mit Kochsalz, nach Abpressen des Plasmas, aufgefüllt und ein- oder mehrmalig zentrifugiert, wobei der Überstand mit dem Buffy-coat abgepreßt wird. Diese Methode

Tabelle 1 b. *Leukozytendepletierende Methoden*

Waschen der Erythrozyten	Literatur
Dilution mit Kochsalzlösung — Zentrifugation — Abpressen des Überstandes	[19]
3× waschen mit Kochsalzlösung — Abpressen des Überstandes	[11]
„Waschen" mit speziellen Waschzentrifugen IBM 2991®	[13, 27]
Haemonetics 115®/102®	[13, 31]
Tieffrieren von Erythrozyten und Deglycerolisation	[7, 11, 17, 18]

führt neben der Leukozytenverminderung auch zu einer weitgehenden Entfernung von Plasma, womit vor allem bei Transfusionsreaktionen, die auf Unverträglichkeitsreaktionen gegenüber Plasmaeiweiß zurückzuführen sind, gute klinische Ergebnisse erzielt werden können. Eine weitere Entwicklung stellt das „Auswaschen" der Erythrozyten mittels speziell konstruierten Waschzentrifugen dar, die von IBM (IBM 2991®) oder Haemonetics (102®, 115®) entwickelt wurden und unter anderem dazu verwendet werden können, tiefgefrorene Erythrozyten nach dem Auftauen zu deglycerolisieren. In diese Gruppe fallen auch die tiefgefrorenen Erythrozyten, die mit speziellen Einfriermedien tiefgefroren und nach dem Auftauen vom Gefriermedium befreit werden müssen. Während des Einfrierens kommt es schon zur Zerstörung der Leukozyten und durch das Auswaschen zu einer weitestgehenden Entfernung sowohl des Plasmas als auch der Thrombozyten und Leukozyten [17, 18]. Diese Methode führt zu einer weitgehenden Leukozytendepletion.

Sedimentation von Erythrozyten

Diese Methoden sind in Tabelle 1 c angeführt.

Dabei wird das Erythrozytenkonzentrat mit einem Sedimentationsbeschleuniger (Dextran) versetzt, wodurch es zu einer raschen Sedimentation der Erythrozyten und zu einer guten Trennung von Plasma, Buffy-coat und Erythrozyten kommt. Die Erythrozyten werden durch einen Auslaß nach unten abgelassen unter Belassung des Buffy-coats. Anschließend kann noch, wie von Goldmann [7] angegeben, eine zusätzliche Filtration zur weitestgehenden Reinigung durchgeführt werden.

Tabelle 1 c. *Leukozytendepletierende Methoden*

Dextransedimentation	Literatur
Doppeldextransedimentation	[1]
Dextransedimentation — Filtration des Erythrozytensediments	[6, 9]

Filtration von Erythrozyten

Die Fähigkeit der Leukozyten, an fremden Oberflächen zu haften, wird bei der Filtration von Erythrozyten zur Leukozytendepletion verwendet (Tabelle 1 d). Es kommen entweder Baumwollfilter (Imugard IG®) oder Zelluloseacetatfilter (Erypur®) zum Einsatz.

Tabelle 1 d. *Leukozytendepletierende Methoden*

Filtration der Erythrozyten	Literatur
Mikroaggregatfilter (MAF) (vor Filtration zusätzlich Lagerung bei + 4 °C)	[21, 22, 32]
Baumwollfilter	[3, 16, 24]
Zelluloseacetatfilter	[2, 10, 24, 25, 29]

Bei den Erypurfiltern steht ein vollautomatischer Apparat (Prestomat®) zur Verfügung, der die Filtrationsvorgänge selbsttätig durchführt, womit eine gute Standardisierung erreicht werden kann. Eine weitere Möglichkeit der Filtration ist die Verwendung von Mikroaggregatfiltern, die zu einer Entfernung, vor allem der Leukozytenaggregate nach längerer Lagerung, führen, wobei durch Lagerung vor der Filtration bei + 4 °C und durch hochtourige Zentrifugation (5000 G) eine Aggregatbildung gefördert und so die Effektivität des Filters verbessert werden kann. Vorteile dieses Filters sind der relativ geringe Preis und die Möglichkeit länger gelagerte Konserven zu verwenden und daß das System vor der Filtration nicht geöffnet werden muß.

Effizienz der einzelnen leukozytendepletierenden Methoden

Zur Beurteilung der Effizienz können nur die absoluten Werte der Konzentrationen der im Erythrozytenkonzentrat verbliebenen Leukozyten herangezogen werden. Die Angabe der Leukozytendepletion in Prozent, wie sie in einem Großteil der über dieses Thema erschienenen Publikationen geübt wurde, läßt nämlich den Ausgangswert vor der Leukozytendepletion unberücksichtigt, so daß

Tabelle 2 a. *Effizienz leukozytendepletierender Erythrozytenpräparationen*

Abpressen des BC

Methode	Leukozyten × 10^9		Ery-Ausbeute (%)		Literatur
	Mean	± SD	Mean	± SD	
Abpressen nach Lagerung bei +4°C	1,05	(0,045)	—	—	[13]
Aufrechte Zentrifugation	0,31	(0,21)	87,6 [1]	—	[19]
Umgekehrte Zentrifugation	0,33	(0,31)	68,7 [1]	—	[19]
Abpressen mit Biotest-Quetsche	0,029	(0,02)	79,4	(5,51)	[28]
	0,053	(0,038)	72,5	(3,9)	[15]
	0,11	(0,1)	87,5	(10,1)	[11]

[1] Bezogen auf Hämoglobin.

bei hohen Ausgangswerten auch nach einer 98prozentigen Leuko-
zytenreduktion noch immer eine große Menge an Leukozyten im
Erythrozytenkonzentrat verbleibt. Auf diesen Umstand hat bereits
Sirchia [29] hingewiesen. Es wurden deshalb nur solche Publikatio-
nen zum Vergleich herangezogen, in denen die absoluten Werte der
Leukozyten nach Depletion angegeben worden sind.

Ein weiteres wichtiges Kriterium zur Beurteilung der Effizienz
ist der Verlust an Erythrozyten bei den einzelnen Techniken. Es
wurde daher auch der Erythrozytenverlust in den jeweiligen Auf-
stellungen angeführt.

Die Zusammenstellung der einzelnen Methoden unter Bezug auf
die Konzentration der Leukozyten im Erythrozytenpräparat nach
Depletion und auf den Erythrozytenverlust findet sich in den
Tabellen 2 a—d.

Das Abpressen des Plasmas mit Buffy-coat unter visueller
Kontrolle führt sowohl bei der aufrechten als auch umgekehrten

Tabelle 2 b. *Effizienz leukozytendepletierender Methoden*

Waschen der Erythrozyten

Methode	Leukozyten $\times 10^9$		Ery-Ausbeute (%)		Literatur
	Mean	± SD	Mean	± SD	
Dil. + Zentr.	0,16	(0,06)	88,6	(3,5)	[19]
3 × 0,9% NaCl	0,96	(0,32)	—	—	[7]
	0,60	(0,25)	85,8	(7,2)	[11]
IBM 2991®	0,21	(0,07)	85,6	(0,9)	[19]
	0,17	—	79,7	—	[8]
	0,30	(0,05)	—	—	[14]
	0,15	(0,09)	—	—	[16]
Haemonetics 102®	0,68	(0,28)	83,7	—	[31]
Tiefgefr. Ery	0,03	(0,01)	90,6	(1,6)	[17, 18]
	0,02	(0,02)	89,88	(9,85)	[11]

Zentrifugation zu Leukozytenwerten unter $0,5 \times 10^9$, während bei der von Högmann [18] angegebenen Technik doch noch eine erhebliche Menge an Leukozyten im Erythrozytenkonzentrat verbleibt. Mittels Biotestquetsche werden bessere Ergebnisse erreicht, allerdings muß dabei doch ein erheblicher Erythrozytenverlust in Kauf genommen werden (Tabelle 2 a).

Mittels der einzelnen Waschmethoden ist sowohl mit dem einfachen als auch mit dem dreifachen Auffüllen mittels Kochsalz eine Reduktion der Leukozyten zu erreichen. Diese Reduktion reicht aber nicht aus, eine Immunisierung zu verhindern, wie von Goldmann [7] nachgewiesen wurde, der eine fast gleich hohe Immunisierungsrate mit gewaschenen Konserven im Vergleich zu Vollblutkonserven feststellte.

Von den vollautomatischen Waschzentrifugen hat sich nur das System IBM 2991® als genügend effizient erwiesen. Mit dieser Methode können Erythrozytenpräparationen mit einer Leukozytenkonzentration unter $0,5 \times 10^9$ hergestellt werden. Am effektiv-

Tabelle 2 c. *Leukozytendepletierende Methoden*

Dextransedimentation und Filtration

Methode	Leukozyten $\times 10^9$		Ery-Ausbeute (%)		Literatur
	Mean	SD	Mean	SD	
Dextransedimentation und Filtration	0,009	(0,004)	—	—	[7]
Baumwollfilter	0,02	(0,05)	88,0	—	[26]
	0,10	(0,06)	—	—	[16]
Zelluloseacetatfilter	0,008	(0,012)	—	—	[6]
	0,01	(0,01)	92,5	(5,44)	[11]
	< 0,01	—	95	(± 3)	[29]
	0,04	(0,02)	94	(± 3)	[2]

sten erweist sich die Deglycerolisierung gefrorener Erythrozyten, wobei nahezu leukozytenfreie Erythrozytenpräparationen gewonnen werden können. Hier liegen die Leukozytenkonzentrationen zum Teil unter $0{,}02 \times 10^9$, womit auch jene Leukozytenkonzentration unterschritten wird, die für die Immunisierung als kritische Grenze angesehen wird. Die Erythrozytenverluste liegen bei diesen Methoden zwischen 10 und 20% (Tabelle 2 b).

Die mittels Baumwoll- oder Acetatfiltern gewonnenen Erythrozytenpräparationen zeigen Werte, die mit denen der tiefgefrorenen, deglycerolisierten Erythrozyten vergleichbar sind. Im gleichen Bereich liegen auch die Werte bei Erythrozytenpräparationen, die mit Dextranseparation und anschließender Filterung hergestellt werden (Tabelle 2 c).

Die mit Mikroaggregatfiltern gewonnenen Erythrozytenpräparationen weisen je nach Vorgehen große Unterschiede auf. Bei einfacher Zentrifugation (5000 G) und anschließender Filtration ist die Reduktion der Leukozytenzahl nicht ausreichend, um eine nichthämolytische, febrile Transfusionsreaktion zu verhindern. Durch Modifikation dieser Methode, wie anschließende Lagerung

Tabelle 2 d. *Leukozytendepletierende Methoden*

Filtration mit MAF

Methode	Leukozyten $\times 10^9$		Ery-Ausbeute (%)		Literatur
	Mean	Range	Mean	Range	
MAF mit BC	0,92	(0,15—1,4)	91,3	(83—97)	[22, 23]
	0,85	(± 0—3,7)	93,0	—	[30]
	0,75	(0,21—1,5)	87,28	(75—96)	[11]
MAF mit BC (+ 4°C)	0,36	(0,11—1,1)	92,7	(82—98)	[23]
MAF ohne BC	0,19	(0,02—0,6)	80,6	(70—94)	[23]
MAF ohne BC (+ 4° C)	0,13	(0,02—0,3)	80,1	(70—90)	[23]

bei + 4 °C nach Zentrifugation, wobei es zu einer starken Aggregatbildung der Leukozyten kommt bzw. bei vorhergehender Entfernung des Buffy-coats, können beträchtlich niedrige Leukozytenkonzentrationen in den Erythrozytenpräparationen erreicht werden.

Untersucht man den Prozentsatz jener Erythrozytenpräparationen, die nach Waschen oder Tieffrieren und Deglycerolisation oder Filtration als nichtimmunisierend angesehen werden können, d. h. die Werte der im Erythrozytenpräparat verbleibenden Leukozyten liegen unter $0{,}02 \times 10^9$, so zeigt sich, daß bei den filtrierten und tiefgefrorenen Erythrozyten etwa 50% der Präparationen Restleukozyten unterhalb der kritischen Grenze angegebenen Konzentration von $0{,}02 \times 10^9$ aufweisen. Die Forderung von einer Leukozytenkonzentration unter $0{,}5 \times 10^9$, womit eine nichthämolytische, febrile Transfusionsreaktion verhindert werden kann, erfüllen fast 90% der filtrierten bzw. tiefgefrorenen und deglycerolisierten Erythrozytenpräparationen. Die Leukozytenkonzentrationen bei den gewaschenen Erythrozyten hingegen liegen zu mehr als 50% oberhalb der kritischen Werte von $0{,}5 \times 10^9$, womit durch gewa-

Tabelle 3. *Verteilung der Leukozytenkonzentrationen in den Erythrozyten-präparationen*

Methode	n	Leukozytenkonzentration ($\times\ 10^9$) im Erythrozytenpräparat				
		0	< 0,02	< 0,2	< 0,5	> 0,5
Gewaschen (3 × 0,9% NaCl)	81	3	1	17	30	50
Tiefgefroren und deglycerolisiert[1]	92	30	25	44	0	3
Filtriert[2]	130	44	21	67	8	5

[1] 19% Glycerol und Deglycerolisation mit Haemonetics 115®.
[2] Mit Erypur® ohne vorhergehende Entfernung des Buffy-coats.

Tabelle 4. *Verteilung der Thrombozytenkonzentration in den Erythrozyten-präparationen*

Methode	n	Thrombozyten ($\times\ 10^9$) im Erythrozytenpräparat		
		< 10	10—20	> 20
Gewaschen (3 × 0,9% NaCl)	81	67	8	6
Tiefgefroren u. deglycerolisiert[1]	96	96	—	—
Filtriert[2]	128	113	14	1

[1] 19% Glycerol und Deglycerolisation mit Haemonetics 115®.
[2] Mit Erypur® ohne vorhergehende Entfernung des Buffy-coats.

schene Erythrozytenpräparate eine nichthämolytische, febrile Transfusionsreaktion nicht verhindert werden kann (Tabelle 3).

Dazu ist zu bemerken, daß die Ergebnisse bezüglich der filtrierten Erykonserven verbessert werden können, wenn vor der Filtration der Buffy-coat bereits durch Abpressen entfernt wird.

Neben der Leukozytendepletion ist auch die Reduktion der Thrombozyten von Interesse, da auch die Thrombozyten HLA-Antigene tragen und zur Immunisierung führen können. Ein Vergleich gewaschener, filtrierter und tiefgefrorener, deglycerolisierter Erythrozytenpräparationen zeigt, daß mit allen drei Methoden eine weitgehende Reduktion der Thrombozyten erreicht werden kann, wobei mit den tiefgefrorenen, deglycerolisierten Erythrozytenpräparationen die besten Ergebnisse erzielt wurden (Tabelle 4).

Anwendbarkeit der einzelnen leukozytendepletierenden Methoden

Neben der Effizienz sind auch noch die Faktoren wie Zeitaufwand, Reproduzierbarkeit, Kosten und ob es sich um ein offenes oder geschlossenes System handelt, zu berücksichtigen.

Der Zeitaufwand für die einzelnen Methoden ist in Tabelle 5 angeführt.

Die Entfernung des Buffy-coats durch Abpressen und die Mikrofiltermethode benötigen den geringsten Zeitaufwand, während das dreimalige Waschen, die Waschzentrifuge und das Filtrieren der Erythrozyten mehr Zeitaufwand benötigen. Wesentlich

Tabelle 5. *Zeitaufwand bei den einzelnen leukozytendepletierenden Methoden*

Methode	Zeitaufwand
BC-freie	15—30 Min.
3 × waschen	40 Min.
IBM 2991®	30 Min.
Tiefgefroren und deglycerolisiert	40—80 Min.
Filter [1]	20 Min.
MAF	20 Min.
MAF [2]	200 Min.

[1] Baumwoll- oder Zellulosefilter.
[2] 3 Stunden Lagerung bei + 4 °C vor Filtration und Transfusion.

Tabelle 6. *Technische und ökonomische Aspekte der einzelnen leukozyten-*
depletierenden Methoden

Methode	Reproduzierbarkeit	Kosten	System
BC-freie	mittel	gering	offen — geschlossen
3 × waschen	mittel	gering	offen
IBM 2991®	gut	hoch	offen
Tiefgefroren und deglycerolisiert	gut	sehr hoch	offen
Filter [1]	gut	hoch	offen
MAF	schlecht	gering	geschlossen

[1] Baumwoll- oder Zelluloseacetatfilter.

aufwendiger ist die Herstellung tiefgefrorener, deglycerolisierter
Erythrozytenpräparationen. Die längste Zeit nimmt die Anwendung von Microaggregatfiltern mit zusätzlicher Lagerung bei
+ 4 °C in Anspruch.

Die Reproduzierbarkeit, Kosten und die einzelnen Systeme
werden in Tabelle 6 verglichen.

Die Entfernung des Buffy-coats und das Waschen sind bez.
Reproduzierbarkeit etwa als mittelgut einzustufen, da hier die
Leukozytendepletion vom Handling der damit befaßten Personen
abhängt und subjektiven Einflüssen unterliegt, dafür sind die
Kosten niedrig. Die Systeme können entweder offen oder geschlossen sein. Von der Reproduzierbarkeit sind die vollautomatischen
Systeme, wie die Waschzentrifugen, das Tieffrieren und Deglycerolisieren und das Filterverfahren (Prestomat®, Erypur®), als sehr gut
zu bewerten, dafür sind die Kosten relativ hoch, vor allem bei den
tiefgefrorenen, deglycerolisierten Erythrozyten. In allen Fällen muß
das System eröffnet werden, so daß die Haltbarkeit eingeschränkt
ist. Die Reproduzierbarkeit bei den Mikroaggregatfiltern ist als
gering einzustufen, da von der individuellen Aggregation der
einzelnen Konserven, von verschieden langer Lagerdauer abhängig.
Dafür sind die Kosten niedrig und die Lagerung bis zum Anwenden

auf Grund des geschlossenen Systems etwa mit Vollblutkonserven vergleichbar.

Unter Berücksichtigung der oben angeführten Daten können billige und leicht anwendbare Methoden bei Patienten angewendet werden, die aller Voraussicht nach nicht über lange Zeit mit Erythrozytenkonzentraten versorgt werden müssen oder bei denen bereits Transfusionsreaktionen aufgetreten sind und damit eine Immunisierung stattgefunden hat. Bei speziellen Patienten, wie z. B. mit aplastischer Anämie, bei denen vor allem eine Immunisierung vermieden werden soll, ist der Einsatz von filtrierten Erythrozyten-konserven, bei denen vorher der Buffycoat entfernt wurde, ratsam, um therapeutische Maßnahmen, wie Knochenmarktransplantatio-nen durch frühzeitige Immunisierung nicht in Frage zu stellen. Auch bei Patienten bei denen über längere Zeit zusätzlich Thrombozyten-konzentrate gegeben werden müssen, ist der Einsatz von filtrierten Erythrozytenkonserven oder tiefgefrorenen Erythrozytenkonser-ven von Anfang an in Erwägung zu ziehen, um ein Refraktärwerden gegen Thrombozytenkonzentrate zu vermeiden [4].

Literatur

1. Chaplin H, Bittingham T, Cassel M (1959) Methodes of preparation of buffy coat poor blood cells for transfusion. Amer J Clin Path 31: 373—383
2. Danckworth H, Müller M (1980) Leukozytenarme Blutkonserven: Effektivität der automatischen Filtration mit Cellulose-Acetatfiltern (Prestomat®). Forschungsergebnisse der Transfusionsmedizin und Immunhämatologie 7: 423—428
3. Diepenhorst P, Sprokholt R, Prins H (1972) Removal of leukocytes from whole blood and erythrocyte suspension by filtration through cotton wool. I. Filtration technique. Vox Sang 23: 308—320
4. Eernisse J, Brand A (1981) Prevention of platelet refractioness due to HLA antibodies by administration of leukocyte poor blood compo-nents. Exper Hematol 1: 77—83
5. Engelfriet C, Diepenhorst P (1975) Removal of leukocytes from whole blood and erythrocyte suspension by filtration through cotton wool. IV. Immunization studies in rabbits. Vox Sang 28: 81—89
6. Geerdink P (1984) Why filter blood. Scientific meeting, Dublin.
7. Goldman S, Fischer M, Bribesnecker K, Spiess H (1980) Zur Vermei-

dung der transfusionsbedingten Alloimmunisierung gegen HLA-Antigene. Forschungsergebnisse der Transfusionsmedizin und Immunhämatologie 7: 839—855

8. Gray E, Baxter A, Laberge A, Rock G (1981) Preparation of leukocyte-poor blood: A comparison of IBBM 2991 washing and Hugging freeze-thawing. Vox Sang 40: 323—328

9. Grunnet N, Rasmussen N (1981) Production of leukocyte poor blood. A comparison of five different methods. Scand J Urol Nephrol Suppl 64: 106—111

10. Heiss F, Goldman S, Scheinert I (1973) Zur transfusionsbedingten Alloimmunisierung gegenüber Leukozyten-, Thrombozyten- und Gewebeantigenen. Münch Med Wschr 115: 1974—1978

11. Höcker P, Spreng W, Wagner A, Buchmayr E (1984) Erythrozytenpräparationen und deren Anwendung. Lab Medizin 5: 170—173

12. Höcker P, Unveröffentlichte Ergebnisse

13. Högmann C, Johansson A (1981) A simple method for the preparation of microaggregate-poor whole blood. Vox Sang 40: 286—288

14. Hughes A, Mijovic V, Broznovic B, Davies T (1982) Leukocyte depleted blood: A comparison of cell-washing techniques. Vox Sang 42: 145—150

15. Kretschmer V, Schmalhort M, Müller-Eckhardt C (1982) Einfache und effiziente Separationsmethode für leukozytenarme Erythrozytenkonzentrate. Forschungsergebnisse der Transfusionsmedizin und Immunhämatologie 8: 467—470

16. Lichtiger B, de Valle L, Armintor M, Trujillo J (1984) Use of Imugard IG 500 for preparation of leukocyte poor blood for cancer patients. Vox Sang 46: 136—141

17. Meryman H, Hornblower (1972) A method for freezing and washing red blood cells using a high glycerol concentration. Transfusion 12: 145—156

18. Meryman H (1977) Red cell freezing: A major factor in the future of blood banking. In: Clinical practical aspects of the use of frozen blood. A technical workshop. American association of blood banks, Washington, DC, pp 1—22

19. Meryman H, Bross J, Lebovitz R (1980) The preparation of leukocyte-poor red blood cells: A comparative study. Transfusion 20: 285—292

20. Meryman H, Hornblower M (1986) The preparation of red cells depleted of leukocytes. Review and evaluation. Transfusion 26: 101—106

21. Mijovic V, Broznovic B, Hughes A, Davies T (1983) Leukocyte-depleted blood. A comparison of filtration techniques. Transfusion 23: 30—32

22. Parravicini A, Bertolini F, Rebulla P, Reggiani E, Riccardi D, Terzoli S, Massaro P, Saviano S, Sirchia G (1984) The preparation of leukocyte-poor red cells for transfusion of thalassemic patients (abstract). Proceedings from the first mediterranean meeting on blood transfusion in thalassemia, Roma, January

23. Parravicini A, Rebulla P, Apuzzo J, Wenz B, Sirchia G (1984) The preparation of leukocyte-poor red cells for transfusion by a simple cost-effective technique. Transfusion 24: 508—509

24. Perkins H, Payne R, Ferguson J, Wood M (1966) Nonhemolytic febrile transfusion reactions. Quantitative effects of blood components with emphasis on isoantigenic incompatibility of leukocytes. Vox Sang 11: 578—600

25. Reesink H, Veldman H, Henrichs H, Prins H, Loos J (1982) Removal of leukocytes from blood by fibre filtration. A comparison study on the performance of two commercially available filters. Vox Sang 42: 281—288

26. Reverberi B, Gennari M, Ferrari L, Moretti M, Govoni F, Squarzoni G, Minini G, Baserga A (1982) A comparison of three techniques for preparing leukocyte-poor blood. Proceedings of the international congress ISH-ISBT, Budapest, August, p 326 (abstract)

27. Revill J, Gregory P (1983) Leukocyte-poor red blood cells for transfusion prepared with the IBM 2991 processor. Med Lab Sci 40: 107—112

28. Schneider W, Schnaidt M, Schunter F, Link H, Wilms K (1980) Sensibilisierungsprophylaxe bei hämatologischen Systemerkrankungen mit thrombo-leukoarmen Erythrozytensedimenten. Forschungsergebnisse der Transfusionsmedizin und Immunhämatologie 7: 437—446

29. Sirchia G, Parravicini A, Rebulla P, Fattori L, Milani S (1980) Evaluation of three procedures for the preparation of leukocyte-poor and leukocyte free red blood cells for transfusion. Vox Sang 38: 197—204

30. Wenz B, Gurtlinger K, O'Toole A, Dugan E (1980) Preparation of granulocyte-poor red blood cells by microaggregate filtration. Vox Sang 39: 282—287

31. Wenz B, Apuzzo J, Ahuja K (1980) The preparation of leukocyte-poor red cells from liquid stored blood: An evaluation of the Haemonetics® 102 cell washing system. Transfusion 20: 306—310

32. Wenz B (1983) Microaggregate blood filtration and the febrile transfusion reaction. Transfusion 23: 95—98

Anschrift des Verfassers: Doz. Dr. P. Höcker, Intensiv-Blutbank, Allgemeines Krankenhaus, Alser Straße 4, A-1090 Wien.

Langzeitsubstitution mit leukozytenfreien Erythrozytenkonzentraten: Vermeiden von febrilen, nicht-hämolytischen Transfusionsreaktionen und einer Alloimmunisierung im HLA-System

S. Panzer und *P. Höcker*

Einleitung

Die Hauptindikation eine Erythrozytensubstitution durchzuführen ist eine ausreichende Sauerstofftransportkapazität aufrecht zu erhalten. Dafür werden in zunehmendem Maße Erythrozytenkonzentrate eingesetzt. Gegenüber Vollblut ergeben sich folgende Vorteile:

— Die Volumensbelastung des Patienten ist deutlich reduziert.

— Vollblut kann in seine verschiedenen Komponenten aufgeteilt werden, und diese können als Einzelfraktion ökonomisch bei unterschiedlichen Indikationen eingesetzt werden.

Hämolytische Transfusionsreaktionen sind durch sorgfältige Kreuztestuntersuchungen sehr selten geworden. 70% aller Reaktionen nach Erythrozytengabe sind febriler, nicht-hämolytischer Natur. Davon werden gerade jene Patienten betroffen, die über eine längere Zeitdauer transfusionsbedürftig sind. Diese Patienten sind durch ihre Grundkrankheit oft sehr belastet, so daß eine fieberhafte Reaktion vermieden werden sollte.

Ursachen febriler nicht-hämolytischer Transfusionsreaktionen (FNHTR)

FNHTR können durch Pyrogene, Bakterien oder Antigen-Antikörperreaktionen hervorgerufen werden. Solche immunologische Reaktionen richten sich gegen das Fremdeiweiß („Fremdplasmareaktion"), oder es tritt eine Antikörperbildung gegen Leukozyten ein.

Klinisch manifestiert sich eine Reaktion gegen das fremde Plasma häufig in Fieber und in einer Urtikaria; die Allergisierung kann aber sogar zur Anaphylaxie führen.

Eine Antikörperbildung gegen Leukozyten richtet sich zumeist gegen Klasse-1-Antigene (HLA-Antigene). Da Erythrozyten HLA-Antigene zumeist nur schwach exprimieren (Panzer et al. 1984), verursacht die Verabreichung von Erythrozyten alleine keine Immunisierung im HLA-System. Sie entsteht dadurch, daß die Erythrozytenkonzentrate nach Abtrennen des Plasmas und des Buffycoat nicht leukozytenfrei sind. Es müßte daher das Ziel sein, die Erythrozytenkonzentrate leukozytenfrei zu präparieren, damit die Transfusion nicht immunogen wirkt.

Zwei Parameter haben einen entscheidenden Einfluß auf die durch antileukozytäre Antikörper ausgelöste FNHTR:

1. der Antikörpertiter,
2. die Zahl transfundierter Leukozyten.

Bei sensibilisierten Patienten verursachen etwa 0,25 bis $0,5 \times 10^9$ Leukozyten/U bereits eine FNHTR.

Eine FNHTR bei einer Langzeitsubstitution mit Erythrozytenkonzentraten ist daher dadurch zu vermeiden, indem

— keine Immunisierung eintritt,

— bei bereits immunisierten Patienten möglichst leukozytenarme Erythrozytenkonzentrate verabreicht werden.

Herstellung leukozytenfreier Erythrozytenkonzentrate

Leukozytenfreie Erythrozytenkonzentrate können durch Filtration, maschinellen Waschvorgang oder durch Sedimentation gewonnen werden. Auch tiefgefrorene Erythrozytenkonzentrate sind leukozytenfrei; nach dem Auftauen wird das Gefrierschutzmittel entfernt, wobei durch den Waschvorgang auch nahezu alle Thrombozyten und Leukozyten entfernt werden. Allerdings können in solchen Konzentraten Membranfragmente der Leukozyten bestehen bleiben, welche wiederum immunogen wirken (Übersicht bei Höcker et al. 1984, Höcker 1985).

Wirksamkeit der Filtration von Erythrozytenkonzentraten

Bei der Filtration von Erythrozytenkonzentraten mit Hilfe eines Zelluloseazetatfilters konnten 98—100% aller Leukozyten aus dem Erythrozytenkonzentrat entfernt werden. Durch die Verabreichung solcher Konzentrate konnte die Bildung antileukozytärer Antikörper beim Kaninchen verhindert werden (Diepenhorst et al. 1972).

Durch die Zubereitung gefilterter Erythrozytenkonzentrate waren zwar die Leukozyten entfernt worden, aber bis zu 30% der Thrombozyten blieben noch im Konzentrat nachweisbar. Da dennoch keine Immunisierung im HLA-System auftrat, schlossen die Autoren, daß Thrombozyten nicht zur Immunisierung in diesem System beitragen (Eernisse und Brand 1981).

Klinische Untersuchungen über die Wirksamkeit filtrierter Erythrozytenkonzentrate

1. Vermeiden einer FNHTR

1975 untersuchten Diepenhorst und Engelfriet, ob leukozytenfreie Erythrozytenkonzentrate tatsächlich zum Vermeiden einer FNHTR beitragen. 125 Patienten erhielten 923 leukozytenfreien Erythrozytenkonzentrate (Filtration durch Baumwolle). In dieser Untersuchung trat bei 17 Patienten im Rahmen von 26 Transfusionen eine FNHTR auf. Verabreichte man diesen 17 Patienten gewaschene, aber nicht-leukozytenfreie Erythrozytenkonzentrate, trat zumeist keine weitere Unverträglichkeit auf.

1982 führten Menitove et al. eine ähnliche, retrospektive Untersuchung durch. Sie fanden, daß von 243 Patienten, die eine FNHTR hatten, 144 Patienten nicht mit leukozytenarmen Erythrozytenkonzentraten transfundiert worden waren. Verabreichte man diesen Patienten neuerlich nichtgefilterte Erythrozytenkonzentrate, so beobachtete man bei nur 21 Patienten (15%) eine Wiederholung der Symptomatik. 17 Patienten hatten nach einer ersten FNHTR in der Folge leukozytenfreie Konzentrate erhalten und vertrugen diese ohne weitere Reaktion.

32 S. Panzer und P. Höcker:

Aus diesen Untersuchungen können folgende Schlußfolgerungen gezogen werden:

1. Die meisten FNHTR können durch das Verabreichen gewaschener (fremdeiweißarmer) Erythrozytenkonzentrate vermieden werden. Dies ist unabhängig davon, ob die Konzentrate leukozytenfrei sind oder nicht. Wesentlich ist, daß möglichst wenig Fremdplasma transfundiert wird.

2. Nur ein kleiner Prozentsatz von Patienten, der eine FNHTR durchmachte, bedarf in der Folge ausschließlich leukozytenfreier Konzentrate.

In beiden Studien wurden Patienten untersucht, die nur einer kurzfristigen Erythrozytensubstitution bedurften. Daher sind die oben angeführten Schlußfolgerungen nicht unbedingt für ein Patientenkollektiv gültig, welches eine Langzeitsubstitution (oft jahrelang) benötigt.

2. Vermeiden einer Immunisierung im HLA-System

1982 untersuchten Sirchia et al., ob die Bildung von Leukozytenantikörper bei Patienten, die einer Langzeitsubstitution mit Erythrozyten bedürfen, durch Verabreichen leukozytenfreier Erythrozytenkonzentrate verringert werden kann. In einer Gruppe von 11 Kindern im Alter von 1—4 Jahren mit Thalassämie wurde die Rate der Immunisierung nach Verabreichung von Erythrozytenkonzentraten erfaßt. In der 1. Gruppe erhielten 5 Patienten 8—34 Transfusionen einer leukozytenfreien Erythrozytenpräparation (Filtration mit Baumwolle). In der 2. Gruppe erhielten 6 Kinder 8—28 Transfusionen, wobei nur der Buffy-coat entfernt wurde. Es zeigte sich, daß keines der 5 Kinder, welches mit leukozytenfreien Erythrozyten substituiert wurden, antileukozytäre Antikörper bildete. 4 der 6 Kinder, welche buffy-coat-arme Erythrozytenkonzentrate erhielten, bildeten solche Antikörper.

In einer 2. Untersuchung der gleichen Arbeitsgruppe fanden die Autoren, daß in zwei von drei Patienten, die antileukozytäre Antikörper gebildet hatten, nach ausschließlicher Verabreichung leukozytenfreier Konzentrate die Antikörper verschwanden. Bei einem dritten Patienten blieb der Antikörpertiter unverändert.

Diese Untersuchungen zeigen:

1. Durch die Transfusion leukozytenfreier Konzentrate kann die Antikörperbildung bei Langzeitsubstitution verhindert werden.

2. Die „Boosterung" bereits bestehender Antikörper kann durch die Transfusion mit leukozytenfreien Erythrozytenkonzentraten verhindert werden.

Vitalität gefilterter Erythrozyten in vivo

Nachteilig für die großzügige Verabreichung gefilterter Erythrozytenkonzentrate wirkt sich die Tatsache aus, daß diese nicht lange haltbar sind und daher innerhalb kurzer Zeit transfundiert werden müssen.

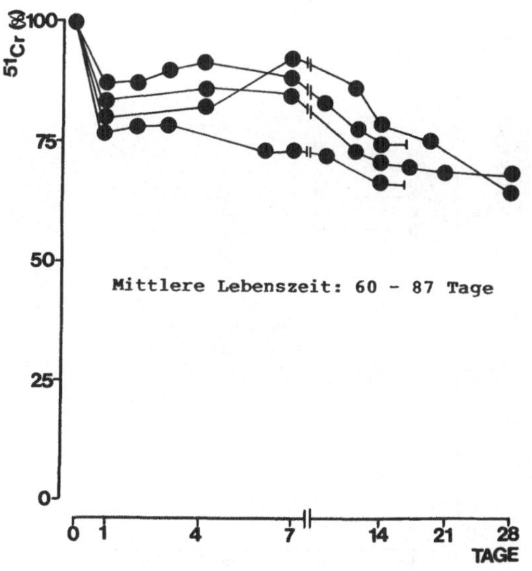

Abb. 1. Zirkulationsaktivität Chrom-51 markierter Erythrozyten, die durch Filtration leukozytenfrei präpariert wurden. Die markierten Erythrozyten wurden gemeinsam mit der Konserve 4 Patienten, die einer Langzeitsubstitution bedürfen, transfundiert. Der Meßwert der Radioaktivität 10 Minuten nach vollendeter Transfusion wurde mit 100% festgelegt

Uns interessierte zu erfahren, ob die Abbaurate leukozytenfreier Erythrozytenkonzentrate durch die spezielle Manipulation, nämlich der Filtration, in vivo bei Patienten, die einer Langzeitsubstitution bedürfen, beschleunigt wird.

Die Konzentrate wurden entsprechend der Empfehlung der Herstellerfirma (Erypur®, Organon, Oss, Niederlande) leukozytenfrei präpariert, und ein Aliquot von 5 ml wurde mit Chrom-51 markiert. 4 Patienten erhielten diese Konzentrate gemeinsam mit den markierten Erythrozyten. Es wurden die mittlere Lebensdauer der Erythrozyten gemessen (Panzer et al. 1982, 1985) und zusätzlich die Hämolyseparameter Laktathydrogenase (LDH) und Haptoglobin im Serum erfaßt.

Das Ergebnis zeigt, daß die mittlere Lebenszeit leukozytenfreier Erythrozytenkonzentrate 60—87 Tage beträgt (Abb. 1). Serumhap-

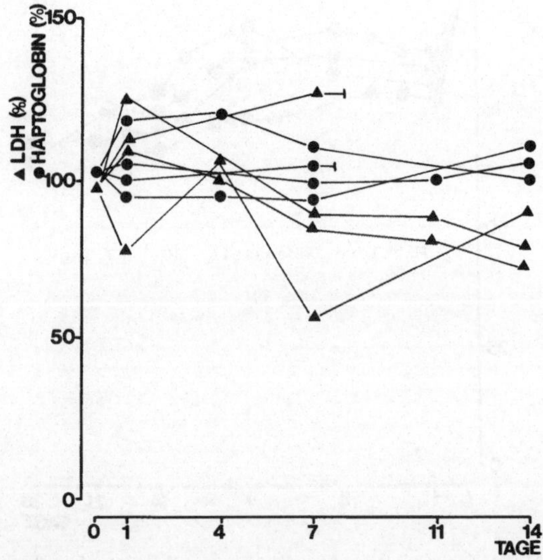

Abb. 2. Individueller Verlauf bei 4 Patienten von Serum-Haptoglobin und Serum-LDH nach der Transfusion von leukozytenfreien Erythrozytenkonzentraten. Die Angaben beziehen sich auf den individuellen Ausgangswert vor der Transfusion (= 100%)

toglobin und Serum-LDH blieben im Zeitraum von 14 Tagen nach der Transfusion unverändert (Abb. 2). Wir schließen daher, daß bei sachgemäßer Zubereitung leukozytenfreier Erythrozytenkonzentrate mit dem angewandten Filtersystem keine Schädigung der Erythrozyten eintritt.

Literatur

1. Diepenhorst P, Sprokholt R, Prins HK (1972) Removal of leukocytes from whole blood and erythrocyte suspensions by filtration through cotton-wool. Vox Sang 23: 308—320
2. Diepenhorst P, Engelfriet CP (1975) Removal of leukocytes from whole blood and erythrocyte suspensions by filtration through cotton-wool. V. Results after transfusion of 1820 units of filtered erythrocytes. Vox Sang 29: 15—22
3. Eernisse JG, Brandt A (1981) Prevention of platelet refractoriness due to HLA-antibodies by administration of leukocyte-poor blood components. J Exp Hematol 9: 77—83
4. Höcker P (1985) Aktueller Stand in der Transfusionsmedizin. Infusionstherapie 12: 163—169
5. Höcker P, Spreng W, Wagner A, Buchmayr E (1984) Erythrozytenpräparationen und deren Anwendung. Laboratoriumsmedizin 8: 170—173
6. Menitove JE, McElligott MC, Aster RH (1982) Febrile transfusion reaction: what blood component should be given next? Vox Sang 42: 318—321
7. Panzer S, Chronik G, Lechner K, Bettelheim P, Neumann E, Dudczak E (1982) Glycosylated hemoglobins (GHb): an index of red cell survival. Blood 59: 1348—1350
8. Panzer S, Mueller-Eckhardt G, Salama A, Strauss BE, Kiefel V, Mueller-Eckhardt C (1984) The clinical significance of HLA-antigens on red cells: survival studies in HLA-sensitized individuals. Transfusion 24: 486—498
9. Sirchia G, Parravicini A, Rebulla P, Greppi N, Scalamogna M, Morelati F (1982) Effectiveness of red blood cells filtered through cotton wool to prevent antileukocyte antibody production in multitransfused patients. Vox Sang 42: 190—197

Anschrift der Verfasser: Dr. S. Panzer, I. Medizinische Universitätsklinik, Lazarettgasse 14, A-1090 Wien.

Vermeidung der transfusionsbedingten Alloimmunisierung gegen Leukozyten- und Thrombozytenantigene mittels leukozyten- und thrombozytenarmem Blut

Sh. F. Goldmann

Patienten mit angeborenen Hämoglobulinopathien wie beispielsweise Fanconi- und Sichelzellanämien und Patienten mit erworbenen hämolytischen Erkrankungen wie beispielsweise autoimmunhämolytischen Anämien und paroxysmalen nächtlichen Hämoglobulinurien müssen nicht selten mit Erythrozyten substituiert werden. Eine wiederholte Erythrozytensubstitution benötigen auch Patienten mit einem hyporegeneratorischen Knochenmark. Diese Patienten müssen nicht selten mit verschiedenen zellulären Blutbestandteilen substituiert werden, da ihr Knochenmark infolge von Panmyelopathien, Leukämien, malignen Lymphomen, Plasmozytomen oder ins Knochenmark metastasierenden soliden Tumoren nicht ausreichend Erythrozyten, Granulozyten oder/und Thrombozyten bilden kann. Weiterhin gehören hierzu Patienten mit Hämoblastosen, Neoplasien und Patienten nach Knochenmarktransplantationen, bei denen eine vorübergehende substitutionsbedürftige Knochenmarkinsuffizienz als Begleitrisiko einer Chemotherapie in Kauf genommen wird. Bei wiederholten Transfusionen mit Vollblut bzw. mit leukozyten- und thrombozytenhaltigen Erythrozytenkonzentraten kommt es zur Alloimmunisierung gegen Leukozyten und Thrombozyten der Blutspender, d. h. gegen Zellen, die der anämische Patient nicht benötigt [1—5]. Die infolge von Erythrozytentransfusionen auftretende Alloimmunisierung führt bei den nachfolgenden Transfusionen zu der gefürchteten febrilen, nicht hämolytischen Transfusionsreaktion gegen Leukozyten- und Thrombozytenantigene des Blutspenders [6—8]. Diese Alloimmunisierung verhindert auch bei einem späteren Bedarf den therapeutischen Effekt einer Substitution mit Granulozyten und/oder Thrombozyten.

Es ist deshalb angezeigt, bei allen Patienten, die wiederholt mit Erythrozyten transfundiert werden müssen, eine Alloimmunisierung gegen Leukozyten- und Thrombozytenantigene zu vermeiden. Eine Alloimmunisierung würde nur bei Verabfolgung von HLA-identischem Blut ausbleiben. In Anbetracht der großen Zahl von Phänotypen im HLA-System wird hierdurch eine völlige Übereinstimmung der Leukozyten- und Thrombozytenantigene von Spender und Empfänger nur selten erreichbar sein [9, 10].

Es ist bekannt, daß eine Alloimmunisierung gegen Leukozyten- und Thrombozytenantigene von der Zelldosis und den Zeitintervallen zwischen den einzelnen Transfusionen abhängig ist. Bei klinisch unvermeidbaren Erythrozytentransfusionen ist deshalb bei den oben genannten Patientengruppen die Verwendung leukozyten-und thrombozytenarmer Blutkonserven angezeigt.

Vollblutkonserven, aber auch Erythrozytenkonzentrate beinhalten die ursprüngliche Anzahl von gespendeten Leukozyten und Thrombozyten. Die Alloimmunisierungsrate dieser Blutkonserven ist praktisch identisch. Aber auch die Verwendung von buffy-coat-freien Erythrozytenkonzentraten oder gewaschenen Erythrozytenkonzentraten zeigt eine ähnlich hohe Sensibilisierungsrate, obwohl diese Erythrozytenkonzentrate nur 41% der ursprünglichen Leukozyten und 11% der ursprünglichen Thrombozyten aufweisen (Tabellen 1 und 2). Die Inzidenz der febrilen, nicht hämolytischen Transfusionsreaktion bei Verwendung dieser Präparate ist zwar niedriger als bei Transfusion von Vollblut, es bleibt jedoch unmöglich vorauszusagen, bei welchem Patient eine Transfusionsreaktion auftreten wird und bei welchem nicht. Nur die Verwendung von leukozyten- und thrombozytenarmen Erythrozytenkonzentraten vermeidet weitgehend die Alloimmunisierung gegen Leukozyten- und Thrombozytenantigene und verhindert die Transfusionsreak-

Tabelle 1. *Blut-Zellwerte in unterschiedlichen Erythrozytenkonzentraten* [1]

HERSTELLUNG ERYTHROZYTEN-KONZENTRAT	N	LEUKOZYTEN x 10^8 VOR PRÄPARATION	NACH	THROMBOZYTEN x 10^{10} VOR PRÄPARATION	NACH	HÄMOGLOBIN (GRAMM) VOR PRÄPARATION	NACH
1. BUFFYCOATFREI	50	25,1	10,2(41%)	10,7	1,2(12%)	62	50(81%)
2. 3 x GEWASCHEN	30	23,0	9,0(42%)	9,0	1,0(11%)	64	51(80%)
3. GEFILTERT	30	24,0	0,9(4%)	10,2	0,2(2%)	63	51(81%)
4. INKUBIERTES BEI 37°C, DANACH WIE BEI 1.	30	27,3	1,0(3,6%)	13,2	0,03(0,3%)	77	60(78%)
5. GEFRORENE	30	28,0	0,5(2%)	11,0	0,15(1%)	72	56(78%)

ERYTHROZYTEN-KONZENTRATE 1 UND 2 SIND NUR BUFFYCOATFREI

ERYTHROZYTEN-KONZENTRATE 3 - 5 SIND LEUKOZYTEN- UND THROMBOZYTENARM

[1] DIE METHODEN ZUR HERSTELLUNG VON ERYTHROZYTENKONZENTRATEN SIND DEM LITERATURVERZEICHNIS ZU ENTNEHMEN (5, 25-28)

Tabelle 2. *Alloimmunisierung gegen Leukozyten- und Thrombozytenantigene nach Transfusion*

	TRANSFUSIONS-EINHEITEN PRO PATIENT[1]	PATIENTEN-ANZAHL	PATIENTEN MIT LEUKOZYTEN- UND THROMBOZYTEN-ANTIKÖRPERN	ALLOIMMUNI-SIERUNGSRATE
VOLLBLUT	16 ± 6 (2 - 34)	27	17	63 %
3 x GEWASCHENE BUFFYCOATFREIE ERYTHROZYTEN	14 ± 7 (2 - 68)	60	32	53 %
GEFILTERTE ERYTHROZYTEN	22 ± 9 (2 - 76)	44	2	4 %

[1] MITTELWERTE ± STANDARDABWEICHUNG UND VARIATIONSBREITE IN KLAMMERN

tion gegen Leukozyten und Thrombozyten des Spenders (Tabellen 1 und 2).

Leukozytenantikörper treten selten infolge einer einzigen Vollbluttransfusion auf. Brittingham und Chaplin [11, 12] sowie Cepellini et al. [13] zeigten, daß bei Überschreitung der Gesamtmen-

Tabelle 3. *Alloimmunisierung gegen Leukozytenantigene nach Blut(erythrozyten)-Transfusion*

ERSTER IMMUNISIERTER PATIENT

NACH TRANSFUSION VON:	LEUKOZYTEN	LITERATUR
1. EINE EINHEIT VOLLBLUT (400 - 500 ML)	25×10^8	PAYNE 1957, KILMANN 1958 (29, 30)
2. WIEDERHOLTE TRANSFUSION VON 80 - 100 ML VOLLBLUT VOM SELBEN SPENDER. NACH 5 WÖCHENTLICHEN TRANSFUSIONEN (5 x 80 - 100 = 400 - 500 ML)	25×10^8	BRITTINGHAM & CHAPLIN 1961 (12) CEPPELINI et al. 1964 (13)
3. WIE BEI 2., JEDOCH WÖCHENTLICH NUR 20 ML VOLLBLUT (9 x 20 ML = 180 ML)	10×10^8	FERRARA et al. 1972 (14)
4. EINE EINHEIT 3 x GEWASCHENE BUFFYCOATFREIE ERYTHROZYTEN	10×10^8	GOLDMANN 1976 (15)
5. GEFILTERTE ERYTHROZYTEN. NACH 13 TRANS-FUSIONEN VON VERSCHIEDENEN SPENDERN. IN KLINISCH ABHÄNGIGEN INTERVALLEN.	13×10^8	GOLDMANN 1980 (5)

SCHLUSSFOLGERUNG: DIE MINIMALE LEUKOZYTEN-IMMUNISIERUNGSDOSIS IST 10×10^8 = 1 EINHEIT

ge von 400/500 ml Vollblut eine Alloimmunisierung auch durch wiederholte Transfusionen kleinerer Blutmengen (wöchentlich 80—100 ml vom gleichen Spender) möglich ist (Tabelle 3). Nach neun wöchentlichen Gaben von 20 ml Vollblut stellten Ferrara et al. [14] HLA-Antikörper bei einem von 20 Empfängern fest. Unsere eigenen Daten zeigen, daß sowohl die einmalige Transfusion eines gewaschenen Erythrozytenkonzentrates als auch die wiederholte (13malige) Transfusion leukozyten- und thrombozytenarmen Blutes bei 4% der Empfänger zur Alloimmunisierung gegen HLA-Antigene führt [5, 15]. Demnach ist eine Sensibilisierung bestimmter Personen vorwiegend von der gesamtapplizierten Antigendosis und weniger von der Transfusionsfolge abhängig. Nach eigenen [5, 15] und von Ferrara et al. [14] publizierten Ergebnissen kann die Überschreitung der HLA-Antigendosis von 160 ml Vollblut zur Alloimmunisierung gegen Leukozyten- und Thrombozytenantigene führen. Hierbei errechnet sich eine absolute Zellzahl von 10×10^8 Leukozyten und $2,5 \times 10^{10}$ Thrombozyten. Diese Zellzahl wurde von uns als „die minimale Leukozyten-Immunisierungseinheit" definiert (Tabelle 3). Demnach beinhalten Vollblut, Warmblut und Erythrozytenkonzentrate 2,5 solcher Einheiten und werden

                           Sh. F. Goldmann:

Tabelle 4. *Unterschiedliche Erythrozytenkonserven*

ERYTHROZYTEN-PRÁPARATE	LEUKOYZYTEN x 10^8 (% VOM AUSGANGSWERT)	MINIMALE LEUKOZ.-IMMUNISIERUNGSDOSIS (10×10^8 LEUKOZ. = 1 EINHEIT)	LEUKOZ.-DOSIS, DIE EINE TRANS-FUS.-REAKTION VERURSACHT ($2,5 \times 10^8$ LEUKOZ.= 1 EINHEIT)	
1. VOLLBLUT	25 (100 %)	2,5	10	LEUKOZ.-RE
2. WARMBLUT	25 (100 %)	2.5	10	LEUKOZ.-RE
3. ERYTHROZYTEN-KONZENTRAT	25 (100 %)	2,5	10	LEUKOZ.-RE
4. BUFFYCOATFREIES ERYTHROZYTEN-KONZENTRAT	10 (41 %)	1,0	4	BUFFYCOATFI
5. GEWASCHENES ERYTHROZYTEN-KONZENTRAT	10 (42 %)	1,0	4	BUFFYCOATFI
6. GEFILTERTE ERYTHROZYTEN	0,9 (4 %)	0,1	0,4	LEUKOZ.-ARI
7. INKUBIERTES (37°C) DANACH WIE BEI 4.	1,0 (4 %)	0,1	0,4	LEUKOZ.-ARI
8. GEFRORENES ERYTHROZYTEN-KONZENTRAT	0,5 (2 %)	0,05	0,2	LEUKOZ.-ARI

von uns als leukozytenreich bezeichnet (Tabelle 4). Buffy-coat-freies Erythrozytenkonzentrat und gewaschene Erythrozyten beinhalten eine minimale Leukozyten-Immunisierungsdosis und können nicht als leukozytenarm bezeichnet werden. Nur Leukozytenkonzentrate, die 0,1 solcher Einheiten beinhalten, werden als leukozytenarm bezeichnet (Tabelle 4).

Die meisten Patienten werden jedoch erst nach Transfusion von höheren Leukozyten- und Thrombozytenquantitäten alloimmunisiert. Nach Transfusion von fünf Blutkonserven sind ca. 20% der Empfänger sensibilisiert. Unabhängig von der Transfusionsfolge und sogar durch einmalige Gabe produzieren 50—60% der Empfänger Leukozytenantikörper nach 10—20 Transfusionen von Vollblut bzw. buffy-coat-freiem Erythrozytenkonzentrat. Unsere Ergebnisse zeigen gleichdeutende Resultate auch nach Substitution mit gewaschenen Erythrozytenkonzentraten. Nach Ferrara et al. [14], der wöchentlich 20 ml Vollblut vom gleichen Spender applizierte, reichen 20 solcher Tranfusionen aus, um über 50% der Empfänger zu sensibilisieren. Die Transfusion von durchschnittlich 23 Einheiten leukozyten- und thrombozytenarmer Erythrozyten mehrerer Spender sensibilisierte dagegen nur 4% der Empfänger (Tabelle 2).

Die niedrige Sensibilisierungsrate ist wahrscheinlich durch die geringere HLA-Antigendosis der letztgenannten Präparate erklärbar (entsprechend 12 ml Vollblut bei einer 97prozentigen Leukozyten- und Thrombozytenreduktion). Bei bekanntem extremen HLA-Polymorphismus führt zusätzlich die Verwendung mehrerer Blutspender zu einer niedrigeren Antigendosis pro HLA-Spezifität.

Bei substitutionssensibilisierten Patienten mit weniger als $2,5 \times 10^8$ inkompatibler Leukozyten bleibt eine Transfusionsreaktion bei alloimmunisierten Patienten gegen Spenderzellen aus. Brittingham und Chaplin [12] sowie Perkins et al. [16] definierten diese Zellanzahl als minimale Leukozytendosis, die eine febrile, nicht hämolytische Transfusionsreaktion verursacht. Demnach beinhalten Vollblut, Warmblut und Erythrozytenkonzentrate zehn solcher Einheiten, buffy-coat-freies Erythrozytenkonzentrat und gewaschene Erythrozyten vier Einheiten und leukozytenarme Erythrozytenkonzentrate höchstens 0,4 solcher Einheiten (Tabelle 4). Dies erklärt, weshalb leukozyten- und thrombozytenarme Erythrozytenkonzentrate praktisch nie zu einer febrilen, nicht hämolytischen Transfusionsreaktion führen. Die beschriebenen Ergebnisse zeigen, daß nur leukozyten- und thrombozytenarme Erythrozytenkonzentrate die Sensibilisierung gegen Leukozyten- und Thrombozytenantigene erheblich reduzieren, die febrile, nicht hämolytische Transfusionsreaktionen gegen nicht erythrozytäre Blutzellen vermeiden und eine effiziente Substitution mit Granulozyten und/oder Thrombozyten bei vortransfundierten Patienten garantieren. Empfehlungen zur Verwendung von erythrozytenhaltigen Blutkonserven werden in Tabelle 5 zusammengefaßt.

Einen Zusammenhang zwischen Antikörpern gegen Nierenspender-Leukozyten und die hyperakute Transplantationsreaktion wurde 1966 von Kissmeyer-Nielsen et al. [17] erstmals beschrieben. Dieses Phänomen wird durch die HLA-Antigengemeinschaft von Leukozyten, Thrombozyten und sämtlichen kernhaltigen Zellen des Menschen bedingt. Aber auch dann, wenn die präformierten HLA-Antikörper nicht gegen Antigene des Nierenspenders gerichtet

Tabelle 5. *Empfehlungen zur Verwendung von erythrozytenhaltigen Blutkon serven*

ERYTHROZYTEN-KONSERVEN	DABEI NOCH % DER URSPRÜNG-LICHEN BLUTBESTANDTEILE				ALLOIMMUNISIERUNG GEGEN LEUKOZ.- UND THROMBOZ.-ANTIGENE	TRANSFUSIONSREAKTION GEGEN LEUKOZYTEN/ THROMBOZYTEN	INDIKATION
	ERY	LEUKO	THROMBO	PLASMA			
1. VOLLBLUT	100	100	100	100	++++	++++	KEINE!!!
2. WARMBLUT	100	100	100	100	++++	++++	LEBENSBEDROHLICHE BLUTUNG NICHT STILLBAR MIT GERINNUNGSFAKTOREN UND THROMBOZYTENKONZENTRATEN, MASSIVTRANSFUSIONEN.
3. ERYTHROZYTEN-KONZENTRAT	100	100	10	30	++++	++++	KEINE!!!
4. BUFFYCOATFREIES ERYTHROZYTEN-KONZENTRAT	81	41	12	15	++++	++	AKUTE LEBENSBEDROHLICHE ANAMIE OHNE BEKANNTE PRÄSENSIBILISIE-RUNG GEGEN LEUKOZYTEN- UND THROMBOZYTEN-ANTIGENE, CHIRURGIE
5. GEWASCHENE ERYTHROZYTEN	80	41	11	0	++++	++	HYPERKALIÄMIE, PLASMAPROTEIN-ALLERGIE, IGA-MANGEL
6. GEFILTERTE ERYTHROZYTEN	81	4	2	10	(+)	0	CHRONISCH SUBSTITUTIONSBEDURF-TIGE ANÄMIE, VERMEIDUNG DER ALLOIMMUNISIE-RUNG UND DIE TRANSFUSIONSREAKTION GEGEN NICHTERYTHROZYTÄRE BLUTBESTAND-TEILE
7. INKUBIERTES (37°C) UND DANACH WIE BEI 4.	78	3.6	0.3	20	(+)	0	
8. GEFRORENE ERYTHROZYTEN	78	2	1	0	(+)	0	

++++ SEHR HÄUFIG   ++ GELEGENTLICH   (+) SELTEN = KUMULIERENDE DOSIS DURCH POLYTRANSFUSION

waren, wurde bei Patienten mit Leukozytenantikörpern eine eingeschränkte Überlebenszeit des allogenen Nierentransplantates häufig beobachtet [18—20]. Patienten ohne Leukozytenantikörper tolerierten die allogenen Nierentransplantate länger. Da bekannt war, daß Leukozytenantikörper sowohl schwangerschafts- als auch transfusionsbedingt sind, wurde von der Transfusion potentieller Nierenempfänger abgesehen.

1972 stellten Opelz et al. [21, 22] fest, daß Patienten, die infolge mehrerer Bluttransfusionen keine Leukozytenantikörper produzierten (sogenannte primäre Non-responder) bzw. solche, die trotz weiterer Transfusionen die Antikörperproduktion einstellten (sogenannte sekundäre Non-responder), signifikant länger als nicht transfundierte Patienten, die transplantierte, nicht verwandte Nieren tolerierten. Opelz und Terasaki [23] beschrieben eine direkte Korrelation zwischen der Anzahl der mindestens sechs Wochen vor der Nierentransplantation transfundierten Blutkonserven und der Überlebens- bzw. Funktionszeit der transplantierten Nieren. Angaben über Patienten, die durch multiple Bluttransfusionen gegen HLA-Antigene sensibilisiert wurden (sogenannte high responder), und die deshalb nie eine kompatible Niere erhielten, wurden in dieser Arbeit nicht berücksichtigt. Retro- und prospektive Studien von Eurotransplant, Leiden, und Tiermodelle dokumentierten einen „transplantatprotektiven Effekt" bereits nach einer Transfusion [19, 20]. Dieser Effekt wird durch weitere Transfusionen auch nach eigenen Angaben nicht verstärkt. Der Mechanismus des protektiven Effekts der Bluttransfusion für die Nierentransplantation ist unbekannt. Die theoretische Vorstellung und die Arbeitshypothesen über diesen Effekt werden bei Goldmann [5] zitiert und diskutiert.

Der transplantatprotektive Effekt war nach Nierentransplantation mittels Transfusion von Vollblut, buffy-coat-freiem Erythrozytenkonzentrat und gewaschenen Erythrozyten herbeizuführen, jedoch nicht nach Verwendung von leukozyten- und thrombozytenarmen Erythrozyten. Dies bedeutet, daß der transplantatprotektive Effekt höchstwahrscheinlich durch Leukozyten hervorgerufen wird. Da dieser Effekt bereits nach der Transfusion von einem

buffy-coat-freien Erythrozytenkonzentrat herbeiführbar ist, empfehlen wir die Substitution mit diesem Präparat für alle potentiellen
Nierenempfänger, die vorher weder Vollblut noch buffy-coat-freies
Erythrozytenkonzentrat bzw. gewaschene Erythrozyten erhalten
haben. Es ist bekannt, daß wiederholte Erythrozytentransfusionen
zur Alloimmunisierung gegen HLA-Antigene und zur Reduzierung
der Wahrscheinlichkeit, ein kompatibles Nierentransplantat zu
erhalten, führen. Deshalb empfehlen wir bei klinischem Bedarf von
entsprechend vortransfundierten potentiellen Nierenempfängern
nur noch leukozyten- und thrombozytenarme Erythrozytenkonzentrate zu substituieren.

Im Gegensatz zu Erfahrungen bei der Nierentransplantation
führen vor Knochenmarktransplantation durchgeführte Bluttransfusionen bei Patienten mit Panmyelopathie zur Sensibilisierung und
Abstoßung des Transplantates. Die Ursache dieser Diskrepanz ist
unbekannt. Vermutlich besteht eine Antigengemeinschaft von
peripheren und hämopoetischen Blutzellen, die durch die üblichen
Blutgruppen- und Histokompatibilitätsverfahren nicht erfaßt wird.
Auch die Applikation leukozyten- und thrombozytenarmen Blutes
vor Transplantation kann beim Hund zur Abstoßung des allogenen
Knochenmarks führen (R. Storb, persönliche Mitteilung). Ob dies
auch für leukozyten- und thrombozytenarmes Blut beim Menschen
gilt, ist unbekannt, aber wahrscheinlich. Deshalb empfehlen wir, bei
potentiellen Knochenmarkempfängern mit Panmyelopathien jede
Bluttransfusion zu vermeiden, und nur bei klinischem Bedarf
leukozyten- und thrombozytenarme Erythrozyten zu verwenden.
Auf keinen Fall dürfte der prospektive Knochenmarkspender sowie
sämtliche Angehörigen des Patienten vor der Knochenmarktransplantation für die Substitution von Blutzellen als Spender verwendet werden.

Die in leukozyten- und thrombozytenarmem Blut verbleibenden
Lymphozyten sind lebens- und teilungsfähig. Das gilt auch für
sämtliche Blutzellpräparate einschließlich Plasmaeinheiten. Eine
transfusionsbedingte GvHR (Graft-versus-Host-Reaction, Trans-
plantat-gegen-Wirt-Reaktion) mittels Substitution immundefekter
Patienten mit diesem Präparat kann deshalb nicht ausgeschlossen

werden. Die Bestrahlung dieser Präparate muß deshalb bei Substitution immundefekter Patienten — wie auch bei anderen Blutzellpräparaten — durchgeführt werden. Die klinische Erfahrung zeigt, daß eine Bestrahlungsdosis von 25 Gy dieser Präparate nicht bei allen substituierten immundefekten Patienten eine GvHR vermeidet [24]. Deshalb empfehlen wir die Bestrahlung von sämtlichen Blutpräparaten, einschließlich Plasma, für solche Patienten mit 50 Gy.

Literatur

1. Doan CA (1926) The recognition of biologic differentiation in the white blood cells with especial reference to blood transfusion. J Amer Med Ass 86: 1593
2. Dausset J (1954) Leuco-agglutinins. IV. Leuco-agglutinins and blood transfusion. Vox Sang 4: 190
3. Andre R, Dreyfus B, Salmen C (1956) Iso-anticorps immune antileucocytes apres transfusion. Etude de son activite agglutinate lysante et opsonisante. Rev Haemat 11: 390
4. Van Loghem JJ, von der Hart M, Hijmans W, Schuit HRE (1958) The incidence and significance of complete and incomplete white cell antibodies with special reference to the use of the Coombs consumption test. Vox Sang 3: 203
5. Goldmann SF (1980) Hämotherapie nach Maß: Untersuchungen zur Vermeidung der transfusionsbedingten Alloimmunisierung gegen Leukozyten- und Thrombozytenantigene. Habilitationsschrift, Universität Ulm
6. Ahrons S, Kissmeyer-Nielsen F (1968) Serological investigation of 1358 transfusion reactions in 74,000 transfusions. Dan Med Bull 15: 259
7. Kissmeyer-Nielsen F (1966) Der Zwischenfall bei Bluttransfusion und seine Beherrschung. Ärztl Fortb 16: 78
8. Milner LV, Butcher K (1978) Transfusion reactions reported after transfusions of red blood cells and whole blood. Transfusion 18: 493
9. Mickey MR (1985) Donor pool size for bone marrow transplantation. In: Registries for bone marrow transplantation. NIH technology assessment meeting publication
10. Bauer MP, Danilovs JA (1980) Reference tables of two and three-locus haplotype frequencies for HLA-A, B, C, DR, Bf, and GLO. In: Terasaki PI (ed) Histocompatibility testing 1980. UCLA, Los Angeles
11. Brittingham TE, Chaplin H Jr (1957) Febrile transfusion reactions caused by sensitivity to donor leukocytes and platelets. J Amer Med Ass 165: 819

12. Brittingham TE, Chaplin H Jr (1961) The antigeneity of normal and leukemic human leukocytes. Blood 17: 139
13. Ceppelini R, Celada F, Mattinez P, Zanalda A (1964) Study of the possible correlation between blood antigens and histocompatibility in man. I. Production of leukoagglutinins by repeated transfusions from one donor. Ann NY Acad Sci 120: 335
14. Ferrara GB, Tosi RM, Azzolino G, Carminate G, Kissmeyer-Nielsen F (1972) The production of anti HLA cytotoxic antisera through planned immunization by intravenous injection of small aliquots of whole blood. I. Immunization of unrelated recipients. Tiss Antigens 2: 359
15. Goldmann SF, Schmidt-Wiederkehr P, Spiess H (1976) Leukozyten-antikörper nach Transfusion von leukozytenarmem Blut bei Dialyse-patienten. In: Forschungsergebnisse der Transfusionsmedizin und Immunhämatologie. Medicus, Berlin, S 225—228
16. Perkins HA, Payne R, Ferguson J, Wood M (1966) Nonhemolytic febrile transfusion reactions. Quantitative effects of blood components with emphasis on isoantigenic incompatibility of leukocytes. Vox Sang 11: 578
17. Kissmeyer-Nielsen F, Olsen S, Posborg-Petersen V, Fjeldborg O (1966) Hyperacute rejection of kidney allografts with pre-existing humoral antibodies against donor cells. Lancet ii: 662
18. Patel R, Merril JP, Briggs WA (1971) Analysis of results on kidney transplantation. N Engl J Med 285: 274
19. Persijn GG (1977) Effect of blood transfusions on renal transplanta-tion. Transplantation 6: 44
20. Persijn GG, von Hooff JP, Kalff MW, Lansbergen R, van Rood JJ (1977) Effect of blood transfusions and HLA matching on renal transplantation in the Netherlands. Transplant Proc 9: 503
21. Opelz G, Mickey MR, Terasaki PI (1972) Identification of unrespon-sive kidney-transplant recipients. Lancet i: 868
22. Opelz G, Mickey MR, Terasaki PI (1973) Blood transfusion and unresponsiveness to HLA. Transplantation 16: 649
23. Opelz G, Terasaki PI (1980) International histocompatibility work-shop study on renal transplantation. In: Terasaki PI (ed) Histocompa-tibility testing 1980. UCLA, Los Angeles
24. Goldmann SF, Friedrich W, Eiermann Th, Ebell W, Blütters-Sawatzki R (zur Publikation eingereicht) Graft — versus Host — Reaktion nach perinataler materno-fetaler Transfusion bzw. nach Substitution mit Blutzellen: Der diagnostische Wert der HLA-Testung
25. Goldmann SF, Heiss F (1971) A method for preparing buffy-coat-poor blood for transfusion. Vox Sang 21: 540
26. Diepenhorst P, Sprokholt R, Prins K (1972) Removal of leukocytes

from whole blood and erythrocyte suspension by filtration through cotton wool. I. Filtration technique. Vox Sang 23: 308
27. Huggins CE (1969) Frozen blood. Europ Surg Res 1: 3
28. Schneider W, Stützle G (1972) Neues Verfahren zur Herstellung von leukozyten-/thrombozytenarmen Erythrozytensedimenten. Med Welt 30: 1597
29. Payne R (1957) Leukocyte agglutinins in human sera. Arch Intern Med 99: 587
30. Killmann SA (1958) Febrile transfusion reactions in patients with leukocyte agglutinins. Dan Med Bull 5: 178

Anschrift des Verfassers: PD Dr. Sh. F. Goldmann, Abteilung Transplantationsimmunologie, DRK-Blutspendezentrale Ulm, Postfach 15 64, D-7900 Ulm, Bundesrepublik Deutschland.

Bluttransfusion und Zytomegalievirus-(CMV-)Infektion

P. Höcker, S. Panzer, R. Grümayer, U. Michl, W. Emminger und *A. Wagner*

Obwohl man bereits in den fünfziger Jahren eine Übertragung von CMV durch Bluttransfusion vermutete, wurde die Bestätigung erst 1966 durch Kääriäinen erbracht, der serologisch durch den Nachweis des Anstiegs des CMV-Antikörpertiter bei Patienten mit Operation am offenen Herzen eine Übertragung von CMV durch Bluttransfusionen nachweisen konnte [25]. Dieses, als Posttransfusionssyndrom bezeichnete Zustandsbild, das gewisse Parallelen zur infektiösen Mononucleose mit einer Zunahme monozytärer Zellen und kurzfristigem Fieberanstieg aufwies, führte in seltenen Fällen auch zu Organmanifestation einer CMV-Erkrankung [7, 22, 26, 35, 37]. In den darauffolgenden Jahren wurden zahlreiche Studien durchgeführt, wobei gezeigt werden konnte, daß es vor allem bei Patienten mit häufigen Transfusionen zum Auftreten eines Posttransfusionssyndroms kommen kann [7, 15, 18, 20, 21, 26, 30, 51, 52].

Die Entwicklung von relativ einfachen serologischen, aber empfindlichen Nachweismethoden [13, 19] und das Auftreten schwerer CMV-Infektionen bei immunsupprimierten Patienten [6, 29] vor allem nach Organ- oder Knochenmarktransplantationen [1, 10, 12, 23] oder bei Neugeborenen nach Austausch- bzw. Bluttransfusionen [3, 5, 30, 32, 34], haben das Interesse in den letzten Jahren an der durch Bluttransfusionen übertragenen CMV-Infektion wesentlich gesteigert. Es stellt sich daher für die Transfusionsdienste

Tabelle 1. *Serologischer Nachweis von CMV-Antikörpern*

Komplementbindungsreaktion (KBR)
Indirekter Hämagglutinationshemmtest (IHA)
Indirekter Immunofluoreszenztest (IFL)
Radioimmunoassay (RIA)
Elisa (IgM, IgG)
Eia (Gesamt-Ak)

Tabelle 2. *Serologischer Nachweis einer primären oder einer sekundären CMV-Infektion (nach 19)*

Primärinfektion:	IgM-Ak — + + (1:64)
	IgG-Ak — Anstieg
Sekundärinfektion:	Reaktivierung IgG-Ak — Anstieg (4fache des Ausgangstiters)
	IgM-Ak 0 — +
	Reinfektion IgM-Ak + — + +

immer häufiger die Frage, durch welche Maßnahmen das CMV-Risiko bei speziellen Patientengruppen, die häufig Bluttransfusionen erhalten, vermindert werden kann. Es soll deshalb in dieser Übersicht versucht werden, einen Überblick über den derzeitigen Stand der Kenntnisse über die Zusammenhänge zwischen CMV-Infektion und Bluttransfusion, sowie über die Möglichkeiten der Risikominderung zu geben.

Das infektiöse Agens

Das Zytomegalievirus ist ein doppelsträngiges DNS-Virus, das zu der Gruppe der Herpesviren gehört. Gemeinsam mit den Mitgliedern dieser Gruppe besitzt es die Fähigkeit, als Nukleinsäure scheinbar viruspartikelfrei in den Zielzellen der Infektion latent zu verbleiben, wobei es zu unregelmäßigen Neuproduktionen von

Viren und eventuell wieder zu Krankheitsexazerbationen kommen kann [17].

Die Zytomegalieinfektion kann praktisch in jedem Lebensalter auftreten, wobei die Primärinfekte als gefährlicher als rekurrente Infektionen gelten. Als Zielzellen werden im allgemeinen die Leukozyten angesehen, wobei sowohl die Granulozyten als auch die mononukleären Zellen betroffen sind [17, 41, 43, 47, 53].

Auslösen der CMV-Infektion durch Bluttransfusion

Von Lang et al [33] wurde, fußend auf Tiermodellen [13], als Hypothese der CMV-Infektion via Bluttransfusion folgendes Modell aufgestellt. Durch die Bluttransfusion gelangen neben den Erythrozyten auch Leukozyten in den Empfänger. Da diese von den Empfängerleukozyten als fremd erkannt werden, kann es zum Auftreten einer Reaktion wie bei einer gemischten Lymphozytenkultur, kommen. Durch die gesteigerte DNS-synthese im Rahmen dieser Lymphozytenstimulation, sowohl bei dem Empfänger- als auch bei den Spenderlymphozyten kann eine Aktivierung des in den Lymphozyten befindlichen Virus eintreten und damit eine Infektion ausgelöst werden. Besonders gefährdet sind dabei seronegative Empfänger, die noch keine Antikörper gegen das Virus entwickelt haben, wenn sie Blut von einem CMV-positiven Spender erhalten. Eine geringere Gefährdung tritt dann auf, wenn ein bereits seropositiver Empfänger Blut von einem seropositiven Spender erhält. Es können auch, wie von Adler [2] nachgewiesen, seronegative Bluttransfusionen in einem seropositiven Empfänger zu einer Reaktivierung führen. Ein absoluter Schutz vor CMV-Infektion ist nur dann gegeben, wenn ein seronegativer Empfänger Blut von einem seronegativen Spender erhält. In Tabelle 3 sind jene Punkte zusammengefaßt, die diese Hypothese stützen.

Daraus lassen sich nun die Risikogruppen ableiten, die durch die Transfusion seropositiver Blutkonserven besonders gefährdet sind und die auch eine erhöhte Bereitschaft zeigen, schwere CMV-Infektionen mit Organmanifestationen aufzuweisen. Zunächst sind die Feten seronegativer Mütter anzuführen, wobei eine Primärin-

Tabelle 3. *Faktoren, die für eine CMV-Infektion bzw. Reaktivierung der latenten CMV-Infektion durch Lymphozytentransformation sprechen*

CMV-Infektionen klinisch bei seropositiven Empfängern weniger ausgeprägt [7, 55]

Inzidenz der CMV-Infektion steigt mit der Zahl der transfundierten Blut-Einheiten [7, 19, 20, 45]

Leukozytendepletierte Blutpräparationen verringern das Risiko einer CMV-Infektion [4, 9, 33, 45, 48]

Seronegative Bluttransfusionen führen bei seronegativen Empfängern zu keiner CMV-Infektion [1, 2, 8, 15, 34]

Seropositive Bluttransfusionen führen bei seronegativen Empfängern zu primären CMV-Infektionen [23, 53, 55]

Seropositive Empfänger können trotz seronegativer Bluttransfusionen eine Reaktivierung aufweisen [2]

Immunsupprimierte Patienten weisen ein erhöhtes CMV-Risiko und eine signifikant erhöhte Morbidität auf [3, 6, 23, 29, 49, 50]

---

fektion der Mutter im Rahmen der Schwangerschaft durch Bluttransfusion ausgelöst werden kann, die zu schweren Schädigungen der Frucht führen kann [42].

Eine weitere Möglichkeit besteht bei intrauterinen Transfusionen mit seronegativem Blut [1].

Eine weitere Risikogruppe stellen Neugeborene, besonders unreife Neugeborene mit einem Geburtsgewicht unter 1300 g dar, wie durch mehrere Studien [5, 21, 32] belegt werden konnte. Seronegative Neugeborene weisen dabei eine wesentlich höhere Morbiditätsrate auf als seropositive Neugeborene [1, 34, 55]. Eine wichtige Gruppe ist die der Transplantatempfänger, wobei vor allem jene Patienten gefährdet sind, die vor der Transplantation seronegativ waren. Das Risiko einer CMV-Infektion ist bereits bei der Transplantation eines Organes von einem seropositiven Spender gegeben [24, 27, 31] und kann durch Transfusionen seropositiven Blutes gesteigert werden. Dazu scheint auch eine genetische

Disposition vorzuliegen, wobei Empfänger mit HLA-DRw6 ein erhöhtes Risiko aufweisen [40].

Eine extrem gefährdete Gruppe sind Patienten, bei denen eine Knochenmarktransplantation durchgeführt wird, da diese mit einer erheblichen Immunsuppression einhergeht. Besonders durch die Gabe von Granulozytenkonzentraten ist ein sehr hohes CMV-Risiko gegeben, wobei vor allem die CMV-Pneumonie eine fatale Komplikation darstellt [23, 53]. Versuche, solche Komplikationen mit der Gabe von CMV-Hyperimmunglobulin hintanzuhalten, haben gezeigt, daß eine Mitigierung der Erkrankungsmanifestationen zwar möglich ist, aber eine Infektion nicht verhindert werden kann [8, 16, 36]. Zusätzlich muß dabei noch bedacht werden, daß es durch die CMV-Infektion selbst zu einer Immunsuppression kommt und daß die GVH-Reaktion durch CMV-Infektion verstärkt werden kann [11, 54]. Onkologische Patienten, die durch die zytostatische Therapie immunsupprimiert sind, können gleichfalls zu den Risikopatienten gezählt werden [7, 15, 29, 49, 50]. Eine weitere Gruppe stellen splenektomierte Patienten dar, bei denen schwerer verlaufende CMV-Infektionen nach massivem Blutersatz nachgewiesen wurden [6].

Maßnahmen zur Verhinderung einer CMV-Infektion durch Bluttransfusionen

Bei seronegativen Empfängern ist die geeignete Maßnahme die Transfusion von seronegativem Spenderblut. Dies kann aber nur im beschränkten Ausmaß durchgeführt werden, da der Durchseuchungsgrad mit CMV bei der Bevölkerung relativ hoch ist. Eigene Untersuchungen an einem Spenderstamm von 1400 ausgetesteten Spendern zeigt, daß ab dem 30. Lebensjahr etwa 60% der Spender CMV-positiv sind. Jüngere Spender weisen einen geringeren Durchseuchungsgrad auf (Abb. 1). Diese Ergebnisse stimmen mit den Daten anderer Autoren [27, 28, 31, 35, 38] überein. Die Durchseuchung mit CMV ist zu einem großen Teil vom sozialen Umfeld abhängig und kann in Ländern mit niedrigem hygienischem Standard bis zu 100% betragen [7, 45]. Es ist daher schwierig, für alle Risikogruppen voll ausreichend CMV-negatives Blut bereitzustellen.

Eine zweite Möglichkeit ist die Transfusion leukozytendepletierten Blutes, da dadurch die Möglichkeit einer Lymphozytenstimulation vermindert wird und sowohl das Risiko einer Lymphozytensti-

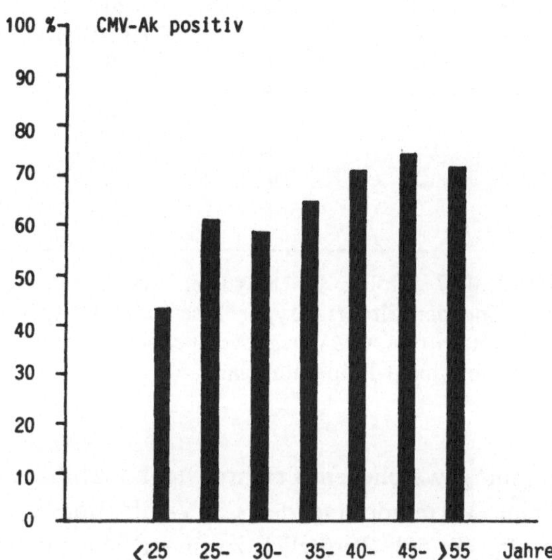

Abb. 1. Anteil CMV-Ak-positiver Spender in einer ausgewählten Spenderpopulation, aufgeschlüsselt nach Altersstufen

mulierung der Empfängerlymphozyten mit Reaktivierung des Virus bei seropositiven Empfängern, als auch die Stimulierung der Spenderlymphozyten mit Reaktivierung des Virus vermindert wird.

Es wurde von mehreren Arbeitsgruppen die Gabe von leukozytendepletiertem Blut bei Risikogruppen versucht, und es konnte damit eine Verminderung der CMV-Infektionsrate erreicht werden [1, 4, 8, 9]. Vor allem die Transfusion von tiefgefrorenen deglycerolisierten Erythrozyten, bei denen es in einem hohen Ausmaß zur Leukozytendepletion kommt, hat bei Neugeborenen zu einer deutlichen Senkung der Infektionsrate geführt [4, 45, 46, 48, 55].

Tabelle 4. *Ergebnisse der CMV-Ak-Bestimmung bei seronegativen KMT-Patienten*

	Empfänger CMV-Ak	Spender CMV-Ak	Ery-konzentrate	Thrombo-konzentrate	Serum-konversion
1	—	+	12	20	+
2	—	—	2	2 (+ 4BC)	—
3	—	—	16	10	—
4	—	—	8	7	—
5	—	—	5	8	—
6	—	—	8	8	—
7	—	—	26	55	—
8	—	—	2	6	+

KMT Nr. 3, 4, 7 autolog, Nr. 8 syngen. Erythrozytenkonzentrate: Unausgewählte Spender, filtriert (Erypur®), bestrahlt mit 1500—2000 rad. Thrombozytenkonzentrate: CMV-negative Spender, bestrahlt mit 1500—2000 rad. BC = Buffy-coat-Präparationen.

Aber auch mit gewaschenen Erythrozytenkonzentraten konnte gleichfalls eine Verminderung der CMV-Infektionsrate erreicht werden [33, 45, 48, 50]. Zusätzlich zu dieser Maßnahme ist eine Verringerung des Transfusionsvolumens von Bedeutung, da, wie retrospektive Studien ergeben haben, nur jede 10. bis 12. Konserve als infektiös anzusehen ist [1, 7, 21].

Neben dem Tieffrieren und Auftauen von Erythrozyten können auch filtrierte Erythrozyten eingesetzt werden, da dieses Verfahren einfacher und billiger ist. Wir haben deshalb bei Patienten mit Knochenmarktransplantationen, die seronegativ waren, zur Substitution nach der Transplantation ausschließlich seronegative Thrombozytenkonzentrate und filtrierte Erythrozytenkonzentrate eingesetzt (Tabelle 4). Wie aus der Tabelle ersichtlich, ist es nur bei zwei Patienten zu einer Serokonversion gekommen, wobei ein Patient Knochenmark von einem seropositiven Spender erhalten hat. Bei keinem der beiden Patienten, die serumkonvertierten, ist aber eine klinische Manifestation der CMV-Infektion aufgetreten, wobei aber gesagt werden muß, daß alle Patienten zusätzlich noch CMV-Hyperimmunglobulin erhielten.

Welche Schlüsse lassen sich aus dem vorhergehenden ziehen?

Bei immunkompetenten Patienten ist die Gefährdung durch eine von Bluttransfusionen ausgelöste CMV-Infektion als gering anzusetzen [1, 2, 7, 18, 32, 39, 41, 45, 52] und es sind daher keine speziellen Maßnahmen erforderlich.

Bei immuninkompetenten Patienten ist eine Möglichkeit einer CMV-Infektion mit Morbiditätszeichen nach Organtransplantationen, ausgelöst durch Bluttransfusionen, gegeben. Negative Mütter sollten während der Schwangerschaft, falls erforderlich, nur CMV-negative Blutkonserven erhalten, um eine Gefährdung der Frucht auszuschließen. Bei seropositiven Müttern wäre die Gabe von zumindest leukozytendepletierten Erypräparaten zu erwägen, da unter Umständen eine Reaktivierung der CMV-Infektion ausgelöst werden kann.

Eine besondere Gruppe stellen die CMV-negativen, unreifen Frühgeborenen dar, die gleichfalls nur CMV-negative Blutpräparationen transfundiert erhalten sollten. Bei seropositiven Neugeborenen ist die Gabe von leukozytendepletierten Erythrozyten anzuraten.

Transplantationspatienten, die seronegativ sind und ein Organ bzw. Knochenmark von einem seronegativen Spender erhalten, sollten nach Möglichkeit ausschließlich mit CMV-negativen Blutprodukten versorgt werden. Wenn dies aus logistischen Gründen nicht möglich ist, sollte zumindest versucht werden, möglichst leukozytenfreie Blutpräparationen zu geben und gleichzeitig Hyperimmunglobulin zu verabreichen.

Seropositive Transplantatempfänger sollten nach Möglichkeit leukozytendepletierte Erythrozytenpräparationen und einen Schutz mit CMV-Hyperimmunglobulin erhalten. Ähnlich wäre auch bei onkologischen Patienten und bei splenektomierten Patienten vorzugehen.

Eigene, wenn auch nur von einem kleinen Patientengut gewonnene Ergebnisse und Resultate anderer Arbeitsgruppen zeigen deutlich, daß bei konsequenter Verabreichung leukozytendepletierter Erythrozytenkonserven das Risiko einer CMV-Infektion, vor allem aber die klinische Manifestation einer CMV-Erkrankung, wenn nicht verhindert, so doch deutlich verringert werden kann. Mit der Filtration von Erythrozytenpräparaten steht ein relativ einfaches Verfahren zur Verfügung, das zusätzlich zu der Verwendung seronegativer Spender, die aus logistischen Gründen nur beschränkt eingesetzt werden können, eine Möglichkeit bietet, das Problem der CMV-Infektion über die Bluttransfusion zu verringern.

Literatur

1. Adler SP (1984) Transfusion-transmitted CMV infections. Clinical importance and means of prevention? Vox Sang 46: 387—390
2. Adler SP, Baggett J, McVoy M (1985) Transfusion-associated cytomegalovirus infections in seropositive cardiac surgery patientes. Lancet ii: 743
3. Adler SP, Chandrika T, Lawrence L, Baggett J (1983) Cytomegalovirus infections in neonates acquired by blood transfusions. Ped Infect Dis 2: 114—118
4. Adler SP, Lawrence LT, Baggett J, Biro V, Sharp DE (1984) Prevention of transfusion-associated cytomegalovirus infection in very low-birthweight infants using frozen blood and donors seronegative for cytomegalovirus. Transfusion 24: 333—335
5. Ballard RA, Drew WL, Hufnagle KG, Riedel PA (1979) Acquired cytomegalovirus infection in preterm infants. Am J Dis Child 133: 482—485
6. Baumgartner JD, Glauser MP, Burgo-Black AL (1982) Severe cytomegalovirus infection in multiply transfused, splenectomized, trauma patients. Lancet ii: 63—66
7. Bayer WL, Tegtmeier GE, Barbara JAJ (1984) The significance of non-A, non-B hepatitis, cytomegalovirus and the acquired immune deficiency syndrome in transfusion practice. Clin Haematol 13: 253—269
8. Bowden RA, Sayers M, Flournoy N, Newton B, Banaji M, Thomas ED, Meyers JD (1986) Cytomegalovirus immune globulin and seronegative blood products to prevent primary cytomegalovirus infection after marrow transplantation. NEJoM 314: 1006—1010

9. Brady MT, Milam JD, Anderson DC, Hawkins EP, Speer ME, Seavy D, Bijou A, Yow M (1984) Use of deglycerolized red blood cells to prevent posttransfusion infection with cytomegalovirus in neonates. J Infect Dis 150: 334—339

10. Bunzendahl H (1985) Erkrankung durch Zytomegalievirus nach Organtransplantation. In: Luthardt Th (Hrsg) Transfusionsbedingte Zytomegalievirusinfektionen. Steinkopff, Darmstadt, S 15—19

11. Carney WP, Iacoviella V, Hirsch MS (1983) Functional properties of T-lymphocytes and their subsets in cytomegalovirus mononucleosis. J Immunol 130: 390—393

12. Chatterjee SN, Fiala M, Weiner J (1978) Primary cytomegalovirus and opportunistic infections. Incidence in renal transplant recipients. J Amer Med Assoc 240: 2446—2449

13. Cheung KW, Smith HM, Lang DJ (1975) The transmission of cytomegalovirus (CMV) in blood transfusion: A murine model. Pediatr Res 9: 339

14. Chou S, Merigan TC (1983) Rapid detection and quantitation of human cytomegalovirus in urine through DNA hybridization. NEJoM 308: 921—925

15. Coleman JC (1984) Transfusion-transmitted CMV infections. Clinical importance and means of prevention? Vox Sang 46: 390—391

16. Condie RM, O'Reilly RJ (1984) Prevention of cytomegalovirus infection by prophylaxis with an intravenous, hyperimmune, native, unmodified cytomegalovirus globulin: randomized trial in bone marrow transplant recipients. Am J Med 76: 134—141

17. Doerr HW, Braun R (1985) Die Rolle des Zytomegalievirus (CMV) bei Bluttransfusionen. Virologische und immunologische Aspekte. In: Luthardt Th (Hrsg) Transfusionsbedingte Zytomegalievirusinfektionen. Steinkopff, Darmstadt, S 47—52

18. Drew WL, Miner RC (1982) Transfusion-related cytomegalovirus infection following noncardiac surgery. J Amer Med Assoc 247: 2389—2391

19. Enders G (1985) Vergleich verschiedener serologischer Methoden zum Zytomegalieantikörpernachweis. In: Luthardt Th (Hrsg) Transfusionsbedingte Zytomegalievirusinfektionen. Steinkopff, Darmstadt, S 53—61

20. Foster KM, Jack I (1969) A prospective study of the role of cytomegalovirus in post-transfusion mononucleosis. NEJoM 280: 1311—1316

21. Grumet FC (1984) Transfusion-transmitted CMV infections. Clinical importance and means of prevention? Vox Sang 46: 394—396

22. Heni N, Heissmeyer HH, Baumgartner M (1986) Klinik der Zytomegalie-Infektion des Erwachsenen. DMW 111: 499

23. Hersman J, Meyers JD, Thomas ED (1982) The effect of granulocyte transfusions on the incidence of cytomegalovirus infection after allogenic marrow transplantation. Ann Intern Med 96: 149—152

24. Ho M, Suwansirikul S, Dowling JN (1975) The transplanted kidney as a source of cytomegalovirus infection. NEJoM 293: 1109—1112

25. Kääriäinen L, Paloheimo J, Klemola E (1966) Cytomegalovirus mononucleosis: isolation of the virus and demonstration of subclinical infections after fresh blood transfusions in connection with open heart surgery. Ann Med Exp Biol Fenn 44: 297—301

26. Kloft M (1983) Zytomegalie-Virus-Infektion. Neue Möglichkeiten zu Prophylaxe und Therapie. Fortschr Med 24: 1155—1160

27. Kane RC, Rousseau WE, Noble GR (1975) Cytomegalovirus infection in a volunteer blood donor population. Infect Immun 11: 719—723

28. Koerner K (1975) Erfahrungen und organisatorische Probleme bei der CMV-Spenderselektionierung für die Blutbanken. In: Luthardt Th (Hrsg) Transfusionsbedingte Zytomegalievirusinfektionen. Steinkopff, Darmstadt, S 69—75

29. Kornhuber B, Gerein V (1985) Zytomegalievirusinfektionen bei immunsupprimierten Kindern. In: Luthardt Th (Hrsg) Transfusionsbedingte Zytomegalievirusinfektionen. Steinkopff, Darmstadt, S 7—13

30. Kumar A, Nankervis GA, Cooper AR, Gold E, Kumar ML (1980) Acquisition of cytomegalovirus infection in infants following exchange transfusion: a prospective study. Transfusion 20: 327

31. Kurtz JB, Barlow ME (1984) Cytomegalovirus antibody screening of blood and organ donors. Lancet ii: 294—295

32. Lamberson HV (1984) Transfusion-transmitted CMV infections. Clinical importance and means of prevention? Vox Sang 46: 398—400

33. Lang DJ, Ebert PA, Rodgers BM, Boggess HP, Rixse RS (1977) Reduction of postperfusion cytomegalovirus-infections following the use of leukocyte depleted blood. Transfusion 17: 391—395

34. Luthardt Th (1985) Klinische Bedeutung der Verabreichung CMV-seronegativen Blutes bei Früh- und Neugeborenen. In: Luthardt Th (Hrsg) Transfusionsbedingte Zytomegalievirusinfektionen. Steinkopff, Darmstadt, S 1—5

35. Matter L (1984) Transfusion-transmitted CMV infections. Clinical importance and means of prevention? Vox Sang 46: 400—402

36. Meyers JD, Leszczynski J, Zaia JA (1983) Prevention of cytomegalovirus infection by cytomegalovirus immune globulin after marrow transplantation. Ann Int Med 98: 442—446

37. Monif GRG, Daicoff GI, Flory LL (1976) Blood as a potential vehicle for the cytomegalovirus. Amer J Obstet Gynecol 126: 445—448

38. Müller N (1985) Zytomegalievirusinfektion-transfusionsmedizinische

Aspekte der Spenderauswahl. In: Luthardt Th (Hrsg) Transfusionsbedingte Zytomegalievirusinfektionen. Steinkopff, Darmstadt, S 77—81

39. Pollard RB, Rand KH, Arvin AM, Merigan TC (1978) Cell-mediated immunity to cytomegalovirus infection in normal subjects and cardiac transplant patients. J Infect Dis 137: 541—549

40. Roenhorst HW, Tegzess AM, Beelen JM, Meddeldorp JM, The TH (1985) HLA-DRw6 as a risk factor for active cytomegalovirus but not for herpes simplex virus infection after renal allograft transplantation. Br Med J 291: 619—622

41. Sadler SG, Grumet FC (1982) Post-transfusion cytomegalovirus infection. Pediatrics 69: 650—653

42. Schopfer K, Lauber E, Krech U (1978) Congenital cytomegalovirus infection in newborn infants of mothers infected before pregnancy. Archs Dis Childh 53: 536—539

43. Schrier RD, Nelson JA, Oldstone MBA (1985) Detection of human cytomegalovirus in periphal blood lymphocytes in a natural infection. Science 230: 1048—1051

44. Silvergleid AJ, Kott TJ (1983) Impact of cytomegalovirus testing on blood collection facilities. Vox Sang 44: 102—105

45. Simon TL (1985) Cytomegalovirus and blood transfusion. Plasma Ther Transfus Technol 6: 69—79

46. Simon T, Johnson J, Koffler H, Aldrich M, Angelus P, Werner S, James C, McLaren LC, Scoletti J, Stecci R, Skeels M (1983) Impact of previously frozen deglycerolized red blood cells on cytomegalovirus transmission to newborn infants. Blood 62: 238 a

47. Streiff F, Janot C, Briquel ME (1984) Transfusion-transmitted CMV infections. Clinical importance and means of prevention? Vox Sang 46: 404—406

48. Sun S, Wake E, Michalaski F, Baldomero A, Castillo M, Oleske J (1984) Prevention of transfusion-acquired cytomegalovirus infection in the newborn using frozen reconstituted blood. Pediatr Res 18: 287 a

49. Tegtmeier GE (1984) Transfusion-transmitted CMV infections. Clinical importance and means of prevention? Vox Sang 46: 406—409

50. The TH (1984) Transfusion-transmitted CMV infections. Clinical importance and means of prevention? Vox Sang 46: 409—411

51. Tolkoff-Rubin NE, Rubin RH, Keller EE (1978) Cytomegalovirus infection in dialysis patients and personnel. Ann Intern Med 89: 635—628

52. Wilhelm JA, Matter L, Schoper K (1983) Risk of CMV transmission to nonimmunocompromised patients from CMV seropositive blood donors. Proceedings, conference, pathogenesis and prevention of human cytomegalovirus infection, Philadelphia (abstract)

53. Winston DJ, Ho WG, Howell CL (1980) Cytomegalovirus infections accociated with leukocyte transfusion. Ann Intern Med 93: 671—675
54. Wu BC, Dowling JN, Armstrong JA, Ho M (1975) Enhancement of mouse cytomegalovirus infection during host-versus-graft reaction. Science 190: 56
55. Yeager AS, Grumet FC, Hafleigh EB (1981) Prevention of transfusion-acquired cytomegalovirus infections in newborn infants. J Pediat 98: 281—287

Anschrift des Verfassers: Doz. Dr. P. Höcker, Intensiv-Blutbank, Allgemeines Krankenhaus, Alser Straße 4, A-1090 Wien.

Immunmodulation durch Bluttransfusion

Erzeugt die Bluttransfusion Immun-Toleranz bei der Nierentransplantation?

A. Hajek-Rosenmayr

Einleitung

Die Transplantation fremder (allogener) menschlicher Organe, vor allem von Nieren, findet in der modernen Medizin breite Anwendung [1].

Der Zustand der Organ-Toleranz ist, wenn er einmal erreicht ist, relativ stabil, braucht wenig oder keine medikamentöse Stützung und gehorcht eigenen physiologischen Gesetzen. Es gelingt jedoch nicht immer, durch Einsatz von Pharmaka die Toleranz zu erreichen oder aufrecht zu erhalten. Abstoßungs-Reaktionen sind daher ein zentrales Problem der Transplantations-Medizin.

Durch die Auswahl von Organ-Spendern mit möglichst identen Gewebeverträglichkeits-Merkmalen (HLA-Antigenen) versucht man, Abstoßungen zu umgehen. Gegen dennoch auftretende Reaktionen werden immunsuppressive Medikamente, wie das Cyclosporin A mit großem Erfolg eingesetzt [2, 3].

Darüber hinaus wird versucht, durch Antilymphozytenglobulin und monoclonale Antikörper gegen Lymphozyten-Subpopulationen die Reaktion des Empfängers gegen die transplantierte Niere zu unterdrücken [4].

Statistische Daten aus zahlreichen Studien zeigen, daß aber auch

Bluttransfusionen einen nicht zu unterschätzenden Einfluß auf die Fähigkeit eines Empfängers, ein Organ zu tolerieren, haben.

Die Reaktionen des menschlichen Organismus, die zu dem Phänomen der Immun-Toleranz führen, sollen unter besonderer Berücksichtigung der Bluttransfusion als Tolerogen [5] im folgenden erörtert werden.

Toleranz durch Immun-Suppression

Nach der Transplantation eines fremden (allogenen) Organes auf Ratten dringen zytotoxische (CD 8) T-Lymphozyten in das transplantierte Organ ein und zerstören es [6].

Die Abstoßung transplantierter Nieren beim Menschen wird wahrscheinlich durch analoge zytotoxische T-Lymphozyten ausgelöst. Diese Zellen konnten aus dem peripheren Blut und auch aus abgestoßenen Organen isoliert und kultiviert werden. Sie erkennen spezifisch die HLA-A- und -B-Merkmale des fremden Organs, an dessen Abstoßung sie teilgenommen haben [7, 8]. Es handelt sich bei ihnen um eine spezifisch aktive (CD 8) T-Zell-Population.

Die spezifische Toleranz wurde kürzlich von zwei Arbeits-Gruppen im Tierversuch an der Ratte untersucht. Hall und Mitarbeiter verwendeten Cyclosporin A bei allogener Herz- und Nieren-Transplantation, Hutchinson und Morris die Wirkung ionisierender Strahlen. Beide Arbeitsgruppen konnten zeigen, daß die Fähigkeit der Tiere, ein Transplantat zu behalten, durch aktive T-Suppressor-Lymphozyten aufrecht erhalten wurde. Hall konnte nachweisen, daß vor allem CD-4-T-Suppressor-Lymphozyten die Organ-Toleranz bewirken. Nach Übertragung auf andere Tiere des gleichen Stammes behielten diese ihre spezifische tolerogene Wirksamkeit. Hutchinson hingegen fand spezifische T-Suppressor-Zellen unter CD-8-Lymphozyten [9, 10]. Eine weitere Arbeitsgruppe, Batchelor und Mitarbeiter, konnte Hinweise dafür erbringen, daß Suppressor-T-Zellen wahrscheinlich gegen die eigenen, das Transplantat angreifenden T-Zellen gerichtet sind. Diese Zellen hindern die körpereigenen T-Lymphozyten offenbar direkt an der Organ-Abstoßung.

Goulmy und Mitarbeiter untersuchten die Reaktionsfähigkeit der Lymphozyten von erfolgreich transplantierten toleranten Patienten in vitro. Sie konnten zeigen, daß die Patienten-Lymphozyten ausschließlich diejenigen allogenen Zellen tolerierten, die die HLA-Antigene des Spenders trugen, alle anderen Zellen aber angriffen und zerstörten [12]. Nach Suciu-Foca sollen auch hier T-Zell-Populationen gegen die eigenen, das Transplantat angreifenden Lymphozyten aktiv werden [13].

Toleranz durch Bluttransfusion

Transfundiert man der Ratte oder dem Meerschweinchen vor der Transplantation eines Organes die Lymphozyten oder das Blut des späteren Spender-Tieres, so akzeptiert das Tier das Organ in der Regel ohne medikamentöse Immunsuppression [14, 15]. Die Toleranz ist auch hier auf CD 4 und CD 8 Suppressor-T-Lymphozyten zurückzuführen. Solche Zellen können manchmal sogar eine beginnende Antikörper-Bildung im Versuchstier hintanhalten [16, 17].

Den tolerogenen Effekt der Bluttransfusion auf die Nieren-Transplantation beim Menschen hat der Österreicher Gerhard Opelz anhand umfangreicher Daten über amerikanische Patienten 1974 erstmals nachgewiesen. Opelz konnte zeigen, daß Nieren-Transplantat-Empfänger, wenn sie vor der Transplantation Transfusionen erhalten hatten, die transplantierten Organe besser tolerierten als andere. Durch umfangreiche weitere statistische Untersuchungen aus vielen Ländern konnte diese Beobachtung bestätigt werden. Daß die Verabreichung von Bluttransfusionen vor der Nieren-Transplantation die Funktions-Rate der Transplantate anhebt und damit die Ergebnisse der Nieren-Transplantation allgemein verbessert, ist heute weithin anerkannt [18, 19, 20].

Aufgrund der guten klinischen Erfahrungen mit vor der Transplantation verabreichten Bluttransfusionen einerseits und der Ergebnisse der Tier-Versuche andererseits erstellte Salvatierra 1978 das Schema der Spender-spezifischen Bluttransfusion. Dabei wird vor der Nierentransplantation in Abständen von jeweils zwei Wochen einem potentiellen Empfänger dreimal Vollblut des prä-

Tabelle 1

Anzahl der Patienten, die nach Spender spezifischer Bluttransfusion transplantiert wurden	1-Jahres- Trans- plantat- Funktions- Rate	4-Jahres- Trans- plantat- Funktions- Rate	Autoren	
221	94%	82%	[22]	Salvatierra 1985 Chicago, Illinois
206	93%	79%	[23]	Glass 1985 Madison, Wisconsin
108	90%	85% [1]	[24]	Whelchel 1984 Birmingham, Alabama
53	n. d.	n. d.	[25]	Anderson 1984 St. Louis, Missouri
32	n. d.	n. d. [2]	[26]	Leivestad 1984 Oslo, Norwegen
15	n. d.	n. d. [3]	[27]	Kaplan 1984 Paris, Frankreich

[1] 2-Jahres-Transplantat-Funktions-Rate.

[2] 3—26 Monate nach der Transplantation haben 96% der Patienten eine gute Transplantat-Funktion.

[3] 100% der Patienten haben 2 Monate bis 3,5 Jahre nach der Transplantation eine gute Transplantat-Funktion.

sumptiven Spenders transfundiert. Die ersten Ergebnisse des Transplantations-Teams um Salvatierra waren vielversprechend: Die hervorragenden Funktions-Raten der Transplantate entsprachen denen von optimal verträglichen HLA-identen Nieren [21]. Der große Nachteil dieses Behandlungs-Schemas war eine HLA-Immunisierungs-Rate von 31% der Patienten. Diese Rate aber kann auf 5—24% gesenkt werden, wenn gleichzeitig mit der Spender-spezifischen Transfusion Immunsuppressiva verabreicht werden. Tabelle 1 faßt die Ergebnisse einiger größerer, kürzlich hierüber publizierter Studien zusammen [22, 23].

Für den tolerogenen Effekt der Bluttransfusionen beim Menschen werden ebenfalls Suppressor-T-Zellen verantwortlich gemacht. Über deren Funktionsweise und Spezifität ist allerdings noch wenig bekannt [26].

Die Induktion der Immuntoleranz durch die Bluttransfusion beim Menschen hat zur Folge, daß auch HLA-differente Organe fast ebenso gut wie HLA-idente Nieren vom Empfänger akzeptiert werden. Durch die Spender-spezifische Bluttransfusion konnte in manchen Zentren die Ein-Jahres-Funktionsrate der Transplantate um 20% erhöht werden. Damit ist die Nieren-Transplantation von Verwandten-Nieren eine Therapie der Wahl geworden.

Literatur

1. Cicciarelli J, Mickey MR, Terasaki PI (1985) Center effect and kidney graft survival. Transplant Proc 17: 2803—2807
2. Klaus GGB, Chisholm PM (1986) Does Cyclosporine act in vivo as it does in vitro? Immunology Today 7: 101—102
3. Carpenter CB (1983) Third international immunologic monitoring symposium. Workshop summary. Transplant Proc 15: 1995—1997
4. Jaffers G, Fuller Th, Cosimi AB, Russell PS, Winn HJ, Colvin RB (1986) Monoclonal antibody therapy. Transplantation 41: 572—578
5. Cecka M, Cicciarelli J (1985) The transfusion effect. In: Terasaki PI (ed) Clinical kidney transplantation. UCLA, San Francisco
6. Schneider TM, Kupiec-Weglinski JW, Towpik E, Strom TB, Tilney NL (1986) Studies on mechanisms of acute rejection of vascularized organ grafts. Human Immunol 15: 320—329
7. Malissen B, Kristensen T, Goridis C, Madsen M, Mawas C (1981) Clones of human cytotoxic T lymphocytes derived from an allosensitized individual: HLA specificity and cell surface markers. Scand J Immunol 14: 213
8. Nocera A, Barocci S, Valente U, Carozzi S, Burastero S, Zicca A, Cadoni A, Dessi V, Celanda F (1986) In vitro characterization of a donor specific cytolytic T cell line established from human lymphocytes homing in a rejected kidney allograft. Transplantation 41: 135—138
9. Hall BM, Jelbart ME, Gurley KE, Dorsch SE (1985) Specific unresponsiveness in rats with prolonged cardiac allograft survival after treatment with cyclosporine. Mediation of specific suppression by T helper inducer cells. J Exp Med 162: 1683—1691
10. Hutchinson IV (1986) Suppressor T cells in allogeneic models. Transplantation 41: 547—555

11. Lancaster F, Chui YL, Batchelor JR (1985) Anti-idiotypic T cells suppress rejection of renal allografts in rats. Nature 315: 236—237
12. Goulmy E, Blokland E, Persijn G, Paul CL, Wilmink J, Van Rood JJ (1985) HLA regulates postrenal transplant CML nonreactivity. J Immunol 135: 3082—3086
13. Suciu-Foca N, Reemtsma K, King DW (1986) The significance of the idiotypic-anti-idiotypic network in humans. Transplant Proc 18: 230—234
14. Bitter-Suermann H (1983) Transfer of transplantation tolerance to normal hosts. Transplant Proc 15: 710—711
15. Bitter-Suermann H, Shevach EM (1982) Induction of specific tolerance in guiney pigs by spleen cell transplantation. Transplantation 33: 45
16. Stepkowski SM, Duncan WR, Bitter-Suermann H (1985) Evidence of two populations of T suppressor cells in spleen allograft tolerant rats. Transplantat Proc 17: 1981—1983
17. Lenhard V, Mytilineos J, Hansen B, Wingen AM, Wonigeit K, Opelz G (1985) Immunregulation after blood transfusions in the rat model—Anti-idiotypic antibodies or suppressor cells? Transplant Proc 17: 2393—2396
18. Opelz G, Mickey MR, Terasaki I (1981) Blood transfusions and kidney transplants: remaining controversies. Transplant Proc 13: 136—141
19. Opelz G (1985) Current relevance of the transfusion effect in renal transplantation. Transplant Proc 17: 1015
20. Cecka M, Cicciarelli J (1985) The transfusion effect. In: Terasaki PI (ed) Clinical kidney transplants. UCLA, San Francisco
21. Salvatierra O, Vincenti F, Amend W (1980) Deliberate donor specific blood transfusion prior to living related transplantation—a new approach. Ann Surg 192: 543—547
22. Salvatierra O, Melzer J, Potter D, Garovoy M, Vincenti F, Amend W, Husing R, Hopper S, Feduska H (1985) A seven year experience with donor specific blood transfusions. Transplantation 40: 654—659
23. Glass NR, Miller DT, Sollinger HW, Belzer F (1985) A four year experience with donor blood transfusion protocols for living donor related renal transplantation. Transplantation 39: 615—620
24. Whelchel JD, Curtis JJ, Barger BO, Luke RG, Diethelm AG (1984) The effect of pretransplant stored donor specific blood transfusion on renal allograft survival in one haplotype living related transplant recipients. Transplantation 38: 654—656
25. Anderson CB, Tyler JD, Sicard GA, Anderman CE, Rodey GE, Etheredge E (1984) Pretreatment of renal allograft recipients with immunosuppression and donor specific blood. Transplantation 38: 664—668
26. Leivestad Th, Thorsby E (1984) Effects of HLA haploidentical blood

transfusions on donor specific immune responsiveness. Transplantation 37: 175—181

27. Kaplan C, Niaudet P, Gagnadoux MF, Reznikoff MF, Muller JA, Broyer M (1985) Donor specific blood transfusion and renal graft survival: A three year experience in pediatrics. Histocompatibil Test 669—670

Anschrift des Verfassers: Dr. Agathe Hajek-Rosenmayr, Institut für Blutgruppenserologie [National Blood Group Reference Laboratory (Council of Europe), National Tissue Typing Laboratory (WHO)], Universität Wien, Spitalgasse 4, A-1090 Wien.

Die wichtige Rolle von Bluttransfusionen bei Nierentransplantationen

G. G. Persijn

Einleitung

„Blut ist ein ganz besonderer Saft", sagte Mephistopheles. Goethe konnte nicht ahnen, wie wichtig diese Behauptung für die Transplantationspraxis sein würde.

Opelz und Mitarbeiter waren die ersten, die 1973 sehr ungünstige Transplantationsergebnisse bei nicht transfundierten Patienten sahen [1].

Seither sind viele Publikationen, sowohl in Europa als auch in Amerika, über dieses Problem erschienen. Nicht nur retrospektive multizentrische, sondern auch prospektive Studien aus den einzelnen Transplantationszentren zeigen alle ausnahmslos einen günstigen Effekt von Bluttransfusionen auf die Überlebenszeit von Nierentransplantaten [2].

Es bleiben aber dennoch viele Fragen offen, wie z. B.: Wieviele Transfusionen und wann müssen sie gegeben werden? Welche Bestandteile soll das transfundierte Blut enthalten? Welcher HLA-Typ? usw.

Im folgenden sollen diese Aspekte an Hand von retro- und prospektiven Studien, die in Holland durchgeführt worden sind, dargestellt werden.

Retrospektive Studie

Zwischen Januar 1967 und März 1977 sind in Holland 895 Nierenpatienten transplantiert worden. Die Bluttransfusionsdaten

Tabelle 1. *HLA-DR-Daten waren nicht in der retrospektiven Studie und nur zu einem Teil in der prospektiven Gruppe*

	Retrospektive Studie		Prospektive Studie	
	nicht transfundiert (n = 74)	eine Transfusion (n = 30)	leukozyten-armes Blut (n = 40)	leukozyten-freies Blut (n = 12)
Geschlecht F/M	6/68	3/27	9/31	3/9
Altersgruppe (und Durchschnitt) (Jahre)	12—58 (35)	17—53 (35)	16—56 (36)	16—56 (37)
Dialysebeginn (Alter und Durchschnitt) (Monate)	2—63 (17)	3—92 (23)	3—68 (19)	3—21 (10)
Blutgruppe				
A	47	14	20	5
B	4	2	1	1
0	22	11	15	6
AB	1	3	4	0
Durchschnittsanzahl der HLA-A und -B-Inkompatibilitäten	1,5	1,3	1,6	1,7
Fehltransplantationen innerhalb von				
0—12 Monate	50	3	8	8
12—60 Monate	4	5	4	—
% Transplantat-Überleben nach 5 Jahren	26	73	70	33
p	0,0001		0,0075	

wurden dabei nicht nur durch Kontrolle von relevanten Dokumenten (z. B. Blutbankkartei, Hämodialyse-Rapporte usw.), sondern auch durch ein persönliches Gespräch mit dem Patienten und/oder seiner Familie erhoben. Von den weiblichen Patienten wurde zusätzlich auch die Anzahl der Schwangerschaften und der Aborte erfragt.

Auf diese Weise sind 68 männliche und 6 weibliche Patienten gefunden worden, die noch nie Transfusionen erhalten bzw. eine Schwangerschaft gehabt hatten. Keiner dieser Patienten hatte präformierte leukozytäre Antikörper. Das Alter variierte zwischen 12 und 58 Jahren (durchschnittlich 35 Jahre). Die durchschnittliche Hämodialysezeit betrug 17 Monate (2—63) (Tabelle 1).

Weiters wurde eine Gruppe von 27 männlichen und 3 weiblichen Patienten ohne Schwangerschaft gefunden, die nur 1 Blutkonserve vor der Transplantation erhalten hatte. Bei einigen von diesen lag die Transfusion mehr als 10 Jahre zurück. Viele von diesen Patienten wußten noch genau das Datum der Transfusion. Das Alter variierte hier von 17 bis 53 Jahren und auch bei diesen Patienten konnten keine leukozytären Antikörper nachgewiesen werden. Die durchschnittliche Hämodialysezeit betrug 23 Monate (3—92). Die meisten dieser Patienten hatten eine Konserve leukozytenarmen Blutes bekommen (gewaschene Erythrozyten). Alle Patienten erhielten Blut während der Transplantation, ausgenommen 1 Patient in der nicht transfundierten Gruppe. Patienten, die nie Bluttransfusionen erhalten hatten, wiesen eine signifikant schlechtere Überlebensrate von Transplantaten auf, nämlich nur 26% nach 5 Jahren (Abb. 1).

Patienten, die eine Transfusion vor der Transplantation erhalten hatten, wiesen demgegenüber eine sehr gute Überlebensrate des Transplantates auf, nämlich 73% nach 5 Jahren (p = 0,00001).

Das durchschnittliche HLA-Mismatch zwischen Nierenspender und Empfänger zeigte in beiden Gruppen keinen Unterschied.

Diese überzeugenden, jedoch retrospektiv gewonnenen Daten sind durch eine prospektive Studie im Primaten-Zentrum in Rijswijk (Niederlande) untermauert worden [3].

Die Untersuchungen wurden an Rhesusaffen vorgenommen.

Eine Gruppe wurde nicht transfundiert, in der anderen Gruppe erhielt jeder Affe 5 Transfusionen von jeweils 20 ml Frischblut in 15tägigen Intervallen. Die Immunsuppression wurde in beiden Gruppen mit 4 mg/kg KG Azathioprin und 2 mg/kg KG Prednisolon jeden 2. Tag i. m. durchgeführt.

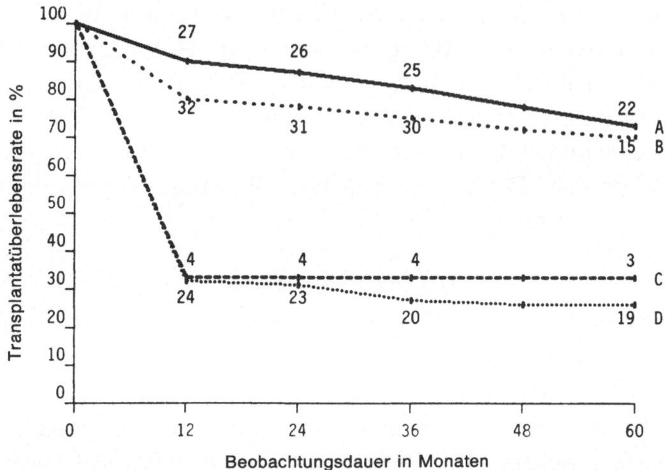

Abb. 1. Einfluß von Pretransplant-Transfusionen auf die Nierentransplantatüberlebensrate. Gruppe A: Retrospektive Studie: 1 Transfusion. Gruppe B: Prospektive Studie: 1 leukozytenarme Transfusion. Gruppe C: 1—3 leukozytenfreie Transfusionen. Gruppe D: Retrospektive Studie: 0 Transfusionen

In der nichttransfundierten Gruppe betrug die mittlere Überlebenszeit 11 Tage, in der transfundierten Gruppe 48,8 Tage. Der Unterschied ist statistisch hoch signifikant.

Folgende Experimente wurden dabei mit dem Ziel durchgeführt, zu klären, ob auch andere Faktoren eine wichtige Rolle spielen, wie z. B.: ob eine Blutkonserve zur Verbesserung des Transplantatergebnisses ausreicht, die Bestimmung des Zeitpunktes der Transfusion vor der Transplantation, die Zusammensetzung der Konserve und die Selektion im Rhesus-LA-System.

Es zeigte sich, daß auch eine einzige Transfusion, die 2—3

Wochen vor der Transplantation gegeben wurde, zu einer Verbesserung des Ergebnisses führte, aber es konnte auch eine schnellere Abstoßung beobachtet werden.

Nach diesen Befunden erhob sich die Frage: Was ist zu tun, wenn man Patienten hat, die auf eine Niere warten und die noch nie transfundiert worden sind. Das Risiko einer Transfusion wird nicht allein durch die Möglichkeit einer Übertragung einer Hepatitis oder einer anderen Erkrankung bestimmt, sondern auch durch die Gefahr, daß sich lymphozytotoxische Antikörper bilden, die die Vermittlung einer guten Niere bezüglich des HLA-Matches erschweren und außerdem die Ursache für ein positives Cross-Match sein könnten. Die durchschnittliche Wartezeit könnte dadurch verlängert werden.

Prospektive Studie

Seit März 1977 ist in Holland ein prospektives Bluttransfusionsprotokoll für Nierentransplantationen eingeführt worden. Eine Gruppe von 40 Patienten (31 männlich, 9 weiblich), die nie Transfusionen erhalten hatten, bekam eine Konserve von zweimal gewaschenem ABO-identischem Blut. Diese Konserve wurde als *leukozytenarm* angesehen, da ungefähr 25—40% der ursprünglich enthaltenen Leukozytenmenge noch vorhanden waren. Diese Vorgangsweise basierte auf der Tatsache, daß in der retrospektiven Gruppe dadurch ein gutes Transplantatüberleben erreicht werden konnte. Das Risiko einer Sensibilisierung war mit einer Transfusion sicher niedrig.

In einer weiteren Gruppe von 12 Patienten erhielten 6 männliche Patienten je eine und 3 männliche und 3 weibliche Patienten je drei Konserven von leukozytenfreiem Blut (Tabelle 1). Beide Gruppen sind völlig vergleichbar, sowohl bezüglich des Alters der Patienten, der Dialysezeit und des Zeitraumes zwischen Transfusion und Transplantation, als auch bezüglich des HLA-Matches zwischen Spender und Empfänger.

Die Ergebnisse bei den Patienten, die nur mit einer Transfusion von gewaschenen Erythrozyten vorbehandelt wurden, zeigen eine Transplantatüberlebensrate von 70% nach 5 Jahren. Die Überlebensrate ist signifikant besser als die Überlebensrate bei den Patienten, die nur leukozytenfreies Blut empfangen hatten (p = 0,007).

Eine überraschende Entdeckung war dabei, daß Patienten, die mit einer oder mit drei Konserven leukozytenfreien Blutes, sogenanntes filtriertes Blut, vorbehandelt waren, eine Transplantatüberlebensrate aufwiesen, die sich nicht von der Überlebensrate der Personen, die keine Transfusion erhalten hatten, unterschied, nämlich 33% nach 5 Jahren.

Der günstige Effekt auf das Transplantatüberleben durch „Vorbehandlung" mit nur einer Konserve von leukozytenarmem Blut hat bedeutende Konsequenzen für die nicht vortransfundierten Hämodialysepatienten, die auf einer Warteliste stehen. Die Chance, daß Patienten zytotoxische leukozytäre Antikörper nach einer leukozytenarmen Transfusion bilden, ist ziemlich gering [4]. Dies hat dann den Vorteil, daß die Wartezeit bis zur Transplantation für so behandelte Patienten nur kurz ist.

Zeitintervall Transfusion — Transplantation

Die Bedeutung des Zeitintervalls zwischen Transfusion und Transplantation ist noch nicht völlig geklärt. Retrospektive Daten zeigen, daß auch Patienten, die vor vielen Jahren transfundiert wurden, eine gute Transplantatüberlebenschance aufweisen. Andere Forscher haben gefunden, daß eine bessere Transplantatprognose erreicht werden kann, wenn der Patient innerhalb 3 Monate vor der Transplantation transfundiert worden ist [5—7]. Auch der Effekt von perioperativen Bluttransfusionen ist noch nicht ausdiskutiert. Stiller und Mitarbeiter und van Es und Mitarbeiter haben berichtet, daß auch dann ein positiver Effekt bezüglich des Transplantatüberlebens zu beobachten war, wenn während der Transplantation bei vorher nie transfundierten Empfängern transfundiert wurde [8, 3]. Auch die Gruppe von Hunsicker und Mitarbeiter, sowie von Williams und Mitarbeiter aus Oxford konnte einen günstigen Effekt nachweisen [9, 10]. Faßbinder und Mitarbeiter aus Frankfurt haben im Rahmen einer prospektiven Studie ein sogenanntes perioperatives Transfusionsprotokoll angewendet [11]. Dabei bekam eine Gruppe von nie transfundierten Patienten einige Stunden vor und während der Transplantation 2 Konserven buffy-coat-reiches Blut. Eine zweite Gruppe von Patienten, die bereits früher Transfusionen bekommen hatten, erhielten das gleiche Transfusionsprotokoll. Zwei Jahre postoperativ zeigen die Ergebnisse zwischen diesen beiden Gruppen statistisch keinen signifikanten Unterschied. Aus diesen Studien kann geschlossen werden, daß auch wenige Transfusionen eine gute Transplantatüberlebensrate induzieren können. Es ist daher als sicher anzunehmen, daß der günstige Transfusionseffekt qualitativ und nicht quantitativ bedingt ist.

Immunisierung

Es ist deutlich, daß, um einen günstigen Transfusionseffekt zu erzielen, ein bestimmter Leukozytenanteil in den Transfusionen erforderlich ist. Bei Depletion von Leukozyten durch Filtrationsmethoden wird dagegen der Transfusionseffekt weitgehend aufgehoben. Andererseits konnte gezeigt werden, daß Bluttransfusionen eine Leukozytenantikörperbildung induzieren können. Patienten mit leukozytären Antikörpern haben eine ungünstige Transplantatüberlebensrate. Patienten ohne Transfusionen haben aber, wie gezeigt werden konnte, ebenfalls ein sehr ungünstiges Transplantationsergebnis. Basierend auf diesen paradoxen Ergebnissen haben Nubé und Mitarbeiter aus Leiden eine „Pilot-study" durchgeführt. Patienten, die nie eine Bluttransfusion erhielten, wurden mit 2 oder 3 HLA-A- und -B-kompatiblen Blutkonserven (Erythrozytenkonzentrate) transfundiert [12].

Die Überlebensrate in dieser vorbehandelten Gruppe betrug 73% nach 5 Jahren. Nur 4 von 15 Patienten haben ihr Transplantat auf Grund einer irreversiblen Abstoßung verloren. Diese Ergebnisse weisen aber keinen statistisch signifikanten Unterschied gegenüber der Überlebensrate in der Kontrollgruppe B, wo die Patienten mit mehreren und nicht-HLA-gematchten Konserven vortransfundiert wurden, auf (Abb. 2).

Eine andere Möglichkeit, eine Immunisierung zu verhindern

oder zumindest zu reduzieren, ist die Transfusion von Thrombozyten. Ein günstiger Effekt von Thrombozytentransfusionen auf die Prognose der Transplantate wurden im Rhesusaffenmodell von Borleffs und Mitarbeiter beschrieben [13].

Dabei war auch die Immunisierungsrate entscheidend reduziert. Marquet und Mitarbeiter aus Rotterdam fanden dagegen bei ihren

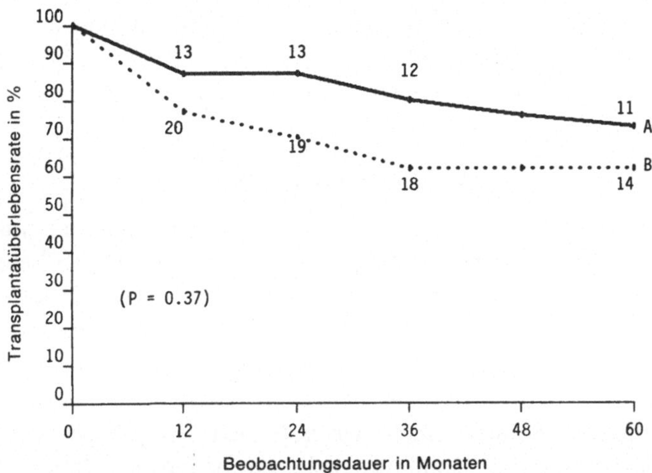

Abb. 2. Einfluß von HLA-A- und -B-kompatiblen Bluttransfusionen auf Nierentransplantatüberleben (Gruppe A). Gruppe B repräsentiert eine Kontrollgruppe (N = 26), die Random-Bluttransfusionen erhielt. Die Unterschiede in der Transplantatüberlebensrate zwischen den zwei Gruppen ist nicht signifikant (p = 0,37) (Nubé 1983)

Experimenten mit Hunden keinen signifikanten Effekt von Thrombozytentransfusionen auf die Transplantatüberlebenszeit [14]. Bei diesen Experimenten wurde auch eine beträchtliche Sensibilisierung, möglicherweise durch die Leukozytenkontamination, festgestellt. Es läßt sich daher noch keine endgültige Stellungnahme über den Effekt von Thrombozytentransfusionen in der klinischen Situation abgeben, wie auch Ting und Mitarbeiter in einer Pilotstudy feststellten [15].

Was kann nach all diesen, zum Teil widersprüchlichen Daten und Ergebnissen als für die Klinik relevant ausgesagt werden? Was soll transfundiert werden, wenn ein Nierenpatient, der noch nie eine Transfusion erhalten hat, auf eine Nierentransplantation wartet? Wir empfehlen bei potentiellen Transplantatempfängern mindestens *eine* leukozytenarme Bluttransfusion zu geben. In Holland werden deshalb derzeit auch aus pragmatischen Gründen jedem Patienten dreimal Erythrozytenkonzentrate im Abstand von 14 Tagen transfundiert. Falls nach einer Transfusion eine Antikörperbildung auftritt, wird von weiteren Transfusionen abgesehen. Bei Patienten, die mehrere Bluttransfusionen benötigen, empfiehlt es sich, in der weiteren Folge, filtriertes, leukozytenfreies Blut zu transfundieren.

Lebendspender-Transplantation

In San Francisco wurde am Ende der siebziger Jahre und Anfang der achtziger Jahre von Cochrum und Mitarbeiter [16] bei Lebendspendertransplantationen ein spenderspezifisches Transfusionsprotokoll eingeführt, dessen Anwendung zu exzellenten Funktionsraten führte. Bei einer in einem Haplotyp identischen Spendertransplantation, die in der gemischten Lymphozytenkultur positiv war (Mutter auf Sohn), erhielt der potentielle Empfänger vor der Transplantation 2—3mal in 14tägigen Intervallen 200—250 ml Vollblut vom Spender. Das Serum des Empfängers wurde wöchentlich bis mindestens 14 Tage nach der letzten Transfusion auf zytotoxische Antikörper gegen T- und B-Lymphozyten des Spenders getestet. Eine negative Kreuzprobe zwischen Patientenserum und Spenderlymphozyten war Voraussetzung für die Durchführung der Transplantation. Nach einem Jahr war die Funktionsrate bei in einem Haplotyp identischen Kombinationen 94%. Diese Ergebnisse sind vergleichbar mit der Transplantatüberlebensrate bei HLA-identen Lebendspender-Kombinationen. Eine entscheidende Begrenzung dieses Vorbehandlungsschemas liegt jedoch in der Tatsache, daß etwa ein Drittel der Patienten Antikörper gegen den potentiellen Spender entwickelt und damit von der Lebendspender-Transplantation ausgeschlossen werden muß.

Deshalb soll auch hier die Arbeit von Frisk und Mitarbeiter [17] aus Göteborg und von Pfaff und Mitarbeiter [18] aus Florida genannt werden. Durch eine prospektive Transfusionsbehandlung mit Blut von unausgewählten Spendern, also Random-Blutbank-Konserven, haben diese Untersucher optimale Transplantatfunktionsraten erzielt. Keiner dieser Patienten entwickelte Antikörper gegen den prospektiven Spender. Das heißt, es ergab sich keine Kontraindikation für eine Transplantation auf Grund einer positiven Kreuzprobe. Auch die CTS-Studie von Opelz zeigt nahezu idente Ergebnisse bezüglich Transplantatüberlebenszeit von über 90% nach einem Jahr bei sowohl spenderspezifisch transfundierten Patienten als auch bei Patienten, die mehr als drei „random"-Transfusionen erhielten [19]. Auf Grund des Problems der Immunisierung sind viele Protokolländerungen durchgeführt worden, z. B. spenderspezifische Transfusionen mit Immunsuppression usw. Auf jeden Fall kann gesagt werden, daß auch bei Lebendspender-Transplantationen Bluttransfusionen einen günstigen Effekt auf die Transplantatprognose haben.

Bluttransfusion und Immunsuppression

Alle hier genannten Studien sind zu einer Zeit durchgeführt worden, als alle Transplantatempfänger eine konventionelle immunsuppressive Therapie mit Corticosteroiden und Azathioprin erhielten. Seit einigen Jahren sind durch den Einsatz von Cyclosporin bei Nierentransplantationen die Ergebnisse wesentlich um ungefähr 15—20% nach einem Jahr verbessert worden.

Wegen der immer vorhandenen Immunisierungsgefahr durch Bluttransfusion hat man sich deshalb die Frage gestellt: Kann man bei Cyclosporin-behandelten Patienten auf Bluttransfusionen verzichten, oder soll man doch noch Bluttransfusionen geben? Cats und Mitarbeiter [20] aus Los Angeles konnten zeigen, daß auch unter Cyclosporinbehandlung die Transplantationsergebnisse signifikant in einer transfundierten Gruppe besser waren. Auch die Daten der Oxford-Gruppe von Morris und Mitarbeiter [21] bestätigen, daß Cyclosporin bei jenen Patienten, die noch keine Transfusion vor Transplantation erhalten haben, wesentlich weniger effektiv ist.

Auch Opelz [19] konnte in einer kollektiven Studie an Hand einer großen Patientenzahl eine deutliche Besserung des Transplantatüberlebens nach einem Jahr nach Transfusionen unter Cyclosporinbehandlung zeigen.

Der Mechanismus des Transfusionseffektes

Wie ist nun diese Verlängerung der Transplantatüberlebenszeit nach Bluttransfusionen zu erklären? Bis heute ist die Ursache des günstigen Transfusionseffektes ungeklärt. Es sind bereits viele Theorien veröffentlicht worden, aber keine erklärt völlig diesen protektiven Effekt der Bluttransfusionen auf das Transplantatüberleben. Einige dieser Theorien sind: Makrophagen-Blockade, klonale Deletion, Supressor-Zellen usw.

Unwahrscheinlich ist, daß die Transplantationsergebnisse durch sogenannte „enhancing antibodies" wie z. B. Anti-HLA-DR-Antikörper bei Patienten, die nur eine Transfusion empfangen haben, verbessert werden können.

Jedoch ist die Möglichkeit, daß die besseren Überlebenszeiten bei transfundierten Patienten durch Induktion eines nicht-spezifischen Suppressorzellmechanismus durch leukozytenarme Bluttransfusionen bedingt sind, nicht auszuschließen. Es kann auch sein, daß eine Kombination von verschiedenen Mechanismen, wie z. B. die Induktion von anti-idiotypischen Antikörpern nach Bluttransfusionen und eine spätere Bildung von Suppressor-Zellen dafür verantwortlich ist.

Literatur

1. Opelz G, Sengar DPS, Mickey MR, Terasaki PI (1973) Effect of blood transfusions on subsequent kidney transplants. Transplant Proc 5: 253—259
2. Persijn GG (1985) HLA-matching and blood transfusion(s) in renal transplantation. PhD Thesis, University of Leiden
3. Van Es AA, Marquet RL, van Rood JJ, Balner H (1978) The influence of a single blood transfusion on kidney allograft survival in unrelated rhesus monkeys. Transplantation 26: 325—330

4. Caseley J, Moses VK, Lichter EA, Jonasson O (1971) Isoimmunization of hemodialysis patients: Leukocyte poor versus whole blood transfusions. Transplant Proc 3: 365—367

5. Hourmant M, Soulillou JP, Buy-Quang D (1979) Beneficial effect of blood transfusion. Transplantation 28: 40—43

6. Werner-Favre C, Jeannet M, Harder F, Montandon A (1979) Blood transfusions, cytotoxic antibodies and kidney graft survival. Transplantation 28: 343—346

7. Fauchet R, Wattelet J, Genetet B, Campion JP, Launois B, Cartier F (1979) Role of blood transfusions and pregnancies in kidney transplantation. Vox Sang 37: 222—228

8. Stiller CR, Lockwood BL, Sinclair NR, Ulan RA, Sheppard RR, Sharpe JA, Hayman P (1978) Beneficial effect of operation-day blood transfusions on human renal-allograft survival. Lancet i: 169—170

9. Hunsicker LG, Oei LS, Freeman RM, Thompson JS, Corry RJ (1979) Effect of blood transfusions on cadaver renal allograft survival. Transplant Proc 11: 156—159

10. Williams KA, Ting A, French ME, Oliver D, Morris PJ (1980) Peroperative blood transfusions improve cadaveric renal allograft survival in non-transfused recipients. Lancet i: 1104—1106

11. Fassbinder W, Frei U, Persijn GG, Beckstein PB, Schopow K, Dathe G, Jonas D, Weber W, Kuehnl P, Schoeppe W (1982) Graft survival in renal allograft recipients transfused perioperatively only. Transplant Proc 14: 164—167

12. Nubé MJ, Persijn GG, Kalff MW, van Rood JJ (1981) Kidney transplantation—transplant survival after planned HLA-A and -B matched blood transfusions. Tissue Antigens 17: 449—454

13. Borleffs JCC, Neuhaus P, van Rood JJ, Balner H (1982) Platelet transfusions have a positive effect on kidney allograft survival in rhesus monkeys without inducing cytotoxic antibodies. Lancet i: 1117—1118

14. Bijnen AB, Heineman E, Marquet RL, Niessen GJCM, Obertop H, Tank B, Jeekel J (1984) Lack of beneficial effect of thrombocyte transfusions on kidney graft survival in dogs. Transplantation 37: 213—214

15. Ting A, Fisher M, Chapman J, Morris PJ (1985) Monitoring for lymphocytotoxic antibodies after plantelet transfusions. Neth J Med 28: 243—245

16. Cochrum KC, Hanes D, Potter D, Vincenti F, Amend W, Feduska N, Perkins H, Salvatierra O (1979) Donor specific blood transfusions in HLA-D disparate one-haplotype related allografts. Transplant Proc 11: 1903—1907

17. Frisk B, Brynger H, Sandberg L (1982) Two random transfusions

before primary transplantation—four years' experience from a single centre. Transplant Proc 14: 386—388
18. Pfaff WW, Howard RJ, Scornik JC (1982) Protocol for pretransplant transfusion with random blood donors: Sensitization and graft results. Transplant Proc 14: 383—385
19. Opelz G (1985) Current relevances of the transfusion effect in renal transplantation. Transplant Proc 17: 1015—1021
20. Cats S, Terasaki PI, Perdue S, Mickey MR (1984) Effect of HLA-typing and transfusions on Cyclosporine-A treated renal allograft patients. N Engl J Med 311: 675—676
21. Morris PJ, Thompson JF, Ting A, Wood RF (1984) Is pregraft blood transfusion beneficial in Cyclosporine-treated renal transplant recipients? Lancet i: 98

Anschrift des Verfassers: Dr. G. G. Persijn, Eurotransplant Foundation, c/o Bloodbank, University Hospital, P.O. Box 9600, NL-2300 RC Leiden, The Netherlands.